Thomas Guillou

Qualité microbiologique et cellulaire du lait de 20 élevages caprins

AF191027

Thomas Guillou

Qualité microbiologique et cellulaire du lait de 20 élevages caprins

Étude descriptive de 20 élevages du Centre-Ouest de la France

Presses Académiques Francophones

Imprint
Any brand names and product names mentioned in this book are subject to trademark, brand or patent protection and are trademarks or registered trademarks of their respective holders. The use of brand names, product names, common names, trade names, product descriptions etc. even without a particular marking in this work is in no way to be construed to mean that such names may be regarded as unrestricted in respect of trademark and brand protection legislation and could thus be used by anyone.

Cover image: www.ingimage.com

Publisher:
Presses Académiques Francophones
is a trademark of
International Book Market Service Ltd., member of OmniScriptum Publishing Group
17 Meldrum Street, Beau Bassin 71504, Mauritius

Printed at: see last page
ISBN: 978-3-8416-3204-3

Zugl. / Agréé par: Nantes, Université de Nantes, 2011

Sommaire

3

Liste des abréviations

ADN : Acide DésoxyriboNucléique.

AFCM : Analyse Factorielle des Correspondances Multiples.

AMM : Autorisation de Mise sur le Marché.

CAEV : Caprine Arthritis Encephalitis Virus.

CC : Coliform Count, dénombrements des coliformes totaux dans un échantillon.

CC30 : CC après culture à 30°C.

CC44 : CC après culture à 44°C (coliformes thermotolérants).

CCS : Concentration en Cellules Somatiques

CCSi : CCS d'un prélèvement individuel.

CCSt : CCS d'un prélèvement de mélange (t pour tank).

CMT : California Mastitis Test.

FMAR : Flore Mésophile Aérobie Revivifiable : ensemble des bactéries dénombrées après 24 heures de culture à 30°C sur un milieu non sélectif, en condition aérobie. Elle correspond au SPC.

HM : hémi-mamelle.

IIM : Infection IntraMammaire, synonyme de mammite.

MB : Mises-Bas.

MG : Matière Grasse.

MP : Matière Protéique.

mL : millilitre.

$\log_{10}$ + SPC/CC/SC/TBC/CCS : logarithme de base 10 du SPC/CC/SC/TBC/CCS. Cette transformation est fréquemment employée car elle permet de normaliser la distribution des valeurs.

OR : Odds Ratio. Mesure statistique qui permet d'apprécier le risque relatif à un facteur en comparaison d'une population de référence.

RR : Risque Relatif.

SC : *Staphylococci* Count, dénombrement des staphylocoques totaux dans un échantillon.

SCN : Staphylocoques Coagulase-Négative.

SCP : Staphylocoque Coagulase-Positive.

SPC : Standard Plate Count. Flore totale, correspond à la FMAR. Dans le texte, l'acronyme désigne le résultat d'un dénombrement après culture.

SPCi : SPC d'un prélèvement individuel.

SPCt : SPC d'un lait de mélange (t pour tank).

TB : Taux Butyreux.

TBC : Total Bacterial Count. Comptage des bactéries totales. Dans le texte, l'acronyme désigne le résultat d'un mode de comptage automatisé.

TBCi : TBC d'un prélèvement individuel.

TBCt : TBC d'un lait de mélange (t pour tank).

TP : Taux Protéique.

UFC : Unité Formant Colonie, unité standard pour le dénombrement des flores bactériennes.

Liste des figures

Liste des tableaux

Introduction

Contrairement à son homologue bovin, l'élevage caprin ne bénéficie de norme légale de qualité du lait qu'en termes de qualité bactériologique. Les seuils d'acceptabilité pour le lait collecté dans les exploitations sont de $1,5.10^6$ UFC/mL pour le lait destiné à subir un traitement thermique (ou équivalent) contre 5.10^5 UFC/mL pour le lait destiné à être utilisé cru. La norme pour les concentrations en cellules somatiques dans les laits de tank (CCSt), définie pour le lait de vache à 400 000 cellules/mL dans le règlement européen 853/2004, n'est pas directement transposable à l'espèce caprine. En effet, les concentrations de cellules somatiques diffèrent radicalement entre les deux espèces. Des concentrations cellulaires somatiques de chèvres (CCSi) saines dépassant 10^6 cellules/mL sont fréquemment rapportées dans la littérature (1) (2). Les CCSt supérieures à ce seuil, par ailleurs adopté comme limite légale aux Etats-Unis, sont également monnaie courante, dépassant parfois la moitié des producteurs (3) (4). Ces dernières années, les concentrations de germes tendent à diminuer mais les cellulaires augmentent (5) (6) (7).

Malgré cette lacune réglementaire, ces deux critères sont pris en compte par les laiteries pour le paiement du lait à l'instar du lait de vache. Les seuils retenus pour le lait de référence sont de 50 000 UFC/mL et 1 000 000 cellules/mL, valeurs au-delà desquelles des pénalités financières sont appliquées. D'autre part, les mammites subcliniques pénalisent la production laitière (- 7 à – 17 %) (8). Enfin, la présence de cellules somatiques et/ou de germes pose problème en matière de qualités technologiques et de santé publique.

Ces considérations ont suscité l'intérêt des différents acteurs de la filière caprine. Mais la qualité du lait caprin ayant fait l'objet d'une prise de conscience tardive, les connaissances autour de ce sujet sont par conséquent plus restreintes que pour le lait de vache, la grande majorité des travaux ayant eu lieu ces 20 dernières années.

Néanmoins, il est désormais acquis que même si les infections intramammaires (IIM) sont le facteur majeur de variation des concentrations de cellules somatiques, les facteurs physiologiques tels que le stade et le rang de lactation entre autres, ont aussi un impact important et doivent être pris en compte dans l'interprétation de ces paramètres (7). Les différentes populations de germes à l'origine des mammites subcliniques sont également bien connues : les staphylocoques et en particulier les staphylocoques coagulase-négative (SCN) sont responsables de la majorité des mammites subcliniques ; ils représentent de 25 à 95 % des isolements bactériens suivant les études (9).

En revanche, les relations entre éléments structuraux et pratiques d'élevage et les concentrations de cellules somatiques et de germes ont été peu investiguées.

Cette étude visait donc primitivement à caractériser les différentes flores présentes dans les laits de tank de 14 élevages dont le lait présentait régulièrement des fortes concentrations en germes, auxquels ont été ajoutés 6 élevages qualifiés de témoins pour lesquels la qualité cellulaire et bactériologique du lait était bonne. A partir de cet échantillon de 20 élevages et en s'appuyant sur des enquêtes épidémiologiques, le second objectif était de mettre en lien des facteurs d'élevage avec les fortes concentrations de germes et de cellules.

1. Etude bibliographique

1.1. <u>Les germes en cause dans les mammites et la qualité du lait</u>

1.1.1. Etiologie et épidémiologie descriptive des IIM

1.1.1.1. Microbes en cause

Plusieurs catégories d'agents pathogènes (bactéries, virus et champignons) sont susceptibles de provoquer des mammites chez les caprins. De par leur diversité et leur part relative, les bactéries occupent une place prépondérante.

1.1.1.1.1. Bactéries

1.1.1.1.1.1. Bactéries gram positif

####### *1.1.1.1.1.1.1. Staphylocoques*

Classiquement attribuée à la famille des *Micrococcaceae*, la position taxonomique du genre *Staphylococcus* n'est pas bien définie (10). Quoi qu'il en soit, deux grands sous-types de staphylocoques sont classiquement décrits, la dichotomie se basant sur le test de mise en évidence de la coagulase.

- Les staphylocoques coagulase-positive (SCP), dont *Staphylococcus aureus*, mais également *S. hyicus, S. intermedius* et certaines souches de *S. schleiferi* (10).
- Les staphylocoques coagulase-négative (SCN). Parmi ceux-ci, *S. epidermidis, S. caprae, S. chromogenes, S. simulans* et *S. xylosus* sont les plus fréquemment isolés (11) (12) (13) (14) (*cf.* Tableau II) ; au moins 22 espèces ont été retrouvées dans les laits de chèvres (15).

Nous ne garderons pas cette distinction *sensu stricto* pour plusieurs raisons. D'une part, parmi les SCP, *S. aureus* prédomine très largement dans les isolements bactériologiques, les autres n'étant isolés qu'anecdotiquement ; et d'autre part, il possède un fort pouvoir pathogène. Nous opposerons donc *S. aureus* aux autres staphylocoques, désignés dans leur ensemble par l'acronyme SCN.

S. aureus est responsable de mammites gangréneuses (suraiguës), de mammites aiguës et de mammites subcliniques, ces dernières faisant le plus souvent suite à un épisode aigu qui passe à la chronicité. C'est de plus un agent majeur en hygiène alimentaire. *S. aureus* est le premier risque alimentaire en ce qui concerne le lait de chèvre cru en termes de prévalence, même si le risque est globalement faible pour le consommateur. Il est lié à la production d'entérotoxines, et ce par de nombreuses souches bactériennes. Les TIAC (Toxi-Infection Alimentaire Collective) sont généralement dues aux entérotoxines A et D, lesquelles sont produites respectivement par 3,3 et 13,1 % des souches bactériennes isolées lors d'une étude de De Crémoux (16). Dans cette enquête, la quasi-intégralité des souches isolées possédait au moins un gène codant pour une entérotoxine. La présence d'entérotoxines est cependant peu fréquente puisqu'estimée à 1,3 % des 448 échantillons de lait de tank étudiés par Mercier et al. (17).

Le pouvoir pathogène des SCN est quant à lui très variable d'une souche à l'autre (18). Il est en partie lié à des hémolysines, produites par 60 à 80 % des souches (19). Ils occasionnent généralement des mammites subcliniques, mais aussi parfois des mammites aiguës à subaiguës (14).

1.1.1.1.1.1.2. Streptocoques

Bactéries de la famille des *Streptococcaceae*, ils font partie des pathogènes majeurs des mammites caprines, c'est-à-dire qu'ils occasionnent surtout des mammites cliniques (14). Les germes principalement isolés sont *Streptococcus uberis et S. suis* (11) (19) (20). *S. agalactiae et S. dysgalactiae sont* peu rencontrés (14). D'autres germes de ce groupe sont accessoirement rencontrés, tels que *Enterococcus faecalis* (2), ou encore *S. equi subsp. zooepidemicus*, qui provoque une pseudo-agalactie (21).

1.1.1.1.1.1.3. Autres bactéries gram positif

Des corynébactéries interviennent pour une faible part dans les mammites bactériennes caprines. Elles causent des infections subcliniques, peu persistantes (14) (22), tout comme des bactéries du genre *Micrococcus* (23). Ces dernières se retrouvent après transformation dans les produits au lait cru (24).

Parmi les *Listeria*, seule *L. monocytogenes* est considérée comme pathogène. D'autres espèces sont parfois isolées dans des échantillons de lait de tank (17), mais *L. monocytogenes* est rare. Nous l'évoquons ici plus pour son importance en hygiène alimentaire qu'en pathologie mammaire. Cette bactérie provoque des mammites chroniques, subcliniques (19). Un plan de surveillance mené sur près de 40 000 chèvres, où 14 chèvres seulement ont été identifiées comme excrétrices, conclut à une colonisation par voie ascendante de la mamelle moins vraisemblable qu'une atteinte par voie hématogène (25).

Des *Bacillus spp.* ainsi que des *Clostridium spp.* sont anecdotiquement isolés (14) (26).

Arcanobacterium pyogenes, peu fréquent, induit des mammites cliniques avec une grande modification du lait (14) (19).

1.1.1.1.1.2. Bactéries gram négatif
1.1.1.1.1.2.1. Entérobactéries

Cette famille de bactéries est en général isolée lors de mammites cliniques ; ses principaux membres d'intérêt sont des pathogènes majeurs. Au sein des entérobactéries, *Escherichia coli* est la bactérie prédominante (14).

D'autres espèces telles que *Proteus mirabilis* (20), *Klebsiella pneumoniae* (26) et *Serratia marcescens* (21) (19) sont parfois incriminées.

Les IIM à *Salmonella spp.* sont rares, mais d'une grande importance en raison du risque encouru pour le consommateur. Les infections occasionnées par ce germe peuvent être subcliniques (19).

1.1.1.1.1.2.2.   Autres bactéries gram négatif

Pseudomonas aeruginosa est un germe psychrotrophe, pouvant causer des mammites subcliniques et cliniques (27). C'est le deuxième germe gram négatif d'importance dans les IIM bactériennes caprines avec *E. coli* (14).

Mannheimia haemolytica (germe de la famille des *Pasteurellaceae*) est parfois incriminé (21).

1.1.1.1.1.3.   Mycoplasmes

Contrairement aux brebis, seulement atteintes par *Mycoplasma agalactiae*, le syndrome d'agalactie contagieuse des chèvres compte 4 espèces principales : *M. agalactiae*, *M. mycoides subsp. mycoides* Large Colony, *M. capricolum subsp. capricolum* et *M. putrefaciens*, ainsi que d'autres mycoplasmes accessoires (14).

Les mycoplasmoses sont des infections durables, souvent a- ou peu symptomatiques dans les troupeaux affectés depuis une longue période, mais provoquent parfois des flambées épidémiques associées à des chutes de production laitière brutales, ce qui leur a valu leur synonyme. L'agalactie contagieuse est une maladie protéiforme, avec 3 expressions cliniques dominantes : mammaire, articulaire et oculaire ; et plus rarement une atteinte respiratoire (28).

A l'opposé des autres infections bactériennes qui surviennent quasi-exclusivement par voie ascendante, les mycoplasmoses sont des maladies systémiques et provoquent régulièrement des atteintes bilatérales (21) (la transmission horizontale est aussi avérée).

1.1.1.1.2. Virus : le CAEV (Caprine Arthritis Encephalitis Virus)

Le CAEV est un lentivirus. Il partage les particularités des autres virus de ce groupe (en particulier avec le virus du maedi-visna qui touche les ovins) en ce sens qu'à leur instar, ses cellules-cibles sont des cellules immunitaires (à savoir la lignée monocyte-macrophage), et qu'il provoque une infection persistante tout au long de la vie de l'animal, avec une symptomatologie qui s'exprime après une longue période asymptomatique. Les manifestations cliniques principales sont liées à l'atteinte préférentielle de 4 tissus (29) :

- La mamelle, ce qui se manifeste par des indurations (« pis de bois »), des pis asymétriques et une baisse de la production laitière.
- Les articulations : les arthrites sont les principaux symptômes rencontrés chez la chèvre adulte, en particulier au niveau des carpes, ce qui a valu à la maladie le synonyme de « maladie des gros genoux ».
- Le tissu nerveux (principalement chez les chevreaux).
- Les poumons.

Suivant les auteurs, l'infection des chèvres par le CAEV soit n'a aucun impact sur la prévalence des mammites bactériennes (30) (31), soit prédispose l'animal atteint aux IIM bactériennes (29). L'augmentation des concentrations cellulaires n'est pas toujours probante lors d'affection (*cf.* 1.2.3.2.3).

1.1.1.1.3. Champignons

Dans de rares cas, les mammites cliniques ont une origine mycosique : *Aspergillus fumigatus* est le plus souvent isolé dans ce cas (11), *Candida albicans* (32) peut également l'être.

1.1.1.2. Prévalence des IIM bactériennes et des germes isolés

Suivant les publications, la prévalence des infections ne se rapportent pas à la même unité. En effet, la prévalence concerne quelques fois le nombre de chèvres affectées, d'autres le nombre d'hémi-mamelles infectées, et enfin d'autres encore le nombre d'échantillons positifs en bactériologie. Les résultats sont donc assez difficilement comparables entre eux.

Les staphylocoques sont les germes pathogènes les plus fréquents, comptabilisant jusque 88,1 % des isolats bactériens toute IIM confondue (15). Les SCN prédominent en termes de fréquence totale, et dans les mammites subcliniques (21). *S. aureus* est quant à lui responsable de la majorité des mammites cliniques, et la prévalence des IIM dues à cet agent s'élève à 2,8 % au sein de la population caprine (16). Cette prévalence peut atteindre 9 % des animaux lorsqu'on s'intéresse uniquement à des élevages ayant des problèmes de contamination du lait ou de leur fromage par *S. aureus* (33).

Concernant les autres germes les plus habituels, les streptocoques représentent en général jusqu'à 10 % des germes isolés ; et au sein des bactéries gram négatif, les deux espèces le plus souvent incriminées sont *E. coli* et *Pseudomonas spp.* (14).

1.1.1.2.1. Prévalence des mammites cliniques et des germes associés

Dans un contexte sanitaire correct, la prévalence d'animaux atteints de mammites cliniques ne doit pas excéder les 5 % (11) (18). Ce seuil constitue un critère d'alerte. D'une manière générale, les mammites cliniques sont peu fréquentes en élevage caprin.

Les études convergent pour donner *S. aureus* responsable de la plupart des mammites cliniques (1) (11) (19) (18) (26), dans des proportions variant de 30 à 50 % des souches identifiées.

Sont également retrouvés par ordre de fréquence décroissante : les streptocoques et entérocoques, les SCN et les entérobactéries (11). On soulignera d'ailleurs le rôle mineur des streptocoques et le rôle quasi-négligeable des entérobactéries en comparaison avec les bovins. *Arcanobacterium pyogenes* et *Corynebacterium spp.* sont parfois en cause.

Dans de rares cas (< 1 % des élevages), des épizooties peuvent atteindre plus de la moitié des animaux. Les germes responsables de ces flambées de mammites sont *S. aureus* en premier lieu, et plus épisodiquement des streptocoques (*S. suis, S. uberis*) ou encore *Pseudomonas aeruginosa* ou *Aspergillus fumigatus* (11).

Les mycoplasmes sont un cas particulier. Dans les troupeaux affectés, la prévalence de cas cliniques est généralement faible (28), mais elle peut brutalement augmenter, notamment dans les troupeaux « naïfs », c'est-à-dire nouvellement infectés.

1.1.1.2.2. Prévalence des mammites subcliniques et des germes associés

La prévalence des animaux souffrant de mammites subcliniques oscille en moyenne entre 5 et 30 % (18) ; certains troupeaux connaissant des valeurs plus élevées (34).

La prévalence varie selon le rang de lactation. Ainsi, les primipares sont moins atteintes que les chèvres en seconde lactation, elles-mêmes moins atteintes que les chèvres en 3ème lactation (respectivement 4,4, 28 et 48 % de prévalence dans une étude menée sur 305 chèvres (2)). Ces chiffres sont à considérer avec prudence, car ils varient d'une étude à l'autre, mais la tendance reste la même (35) (36) (37) (38).

Les SCN sont les principaux germes isolés lors de mammites subcliniques chez la chèvre laitière (généralement entre 25 et 95 % des isolements), devant *S. aureus* (5-35 %), les streptocoques (5-15 %) et les entérobactéries (2-12 %) (*cf.* Tableau I).

La prévalence des infections à SCN est à son maximum en début de lactation (39), de l'ordre de 35 % (38). Elle chute ensuite (aux alentours de 15 % (13)), et réaugmente progressivement jusqu'à la fin de lactation (19), pour atteindre environ 30 % des animaux.

Les SCN les plus fréquents sont *S. caprae* et *S. epidermidis* (à eux deux ils représentent très souvent au moins la moitié des SCN isolés), suivis de *S. chromogenes, S. simulans* et *S. xylosus* (*cf.* Tableau II).

Les proportions d'un élevage à l'autre sont en revanche extrêmement variables (2) (9) (21). Moroni et al. rapportent 43 % d'infections à *S. caprae* dans un troupeau, tandis qu'il était totalement absent d'un second élevage où 48 % des infections étaient dues à *S. epidermidis* (40). De même Contreras et al. décrivent un élevage où *S. epidermidis* est responsable de 66,7 % des IIM (34) ; et Sanchez et al. un élevage avec *S.caprae* responsable de 57,7 % des IIM (41).

Tableau I : Prévalence et étiologie des IIM subcliniques de la chèvre laitière. Extrait de Contreras et al. (14) et ajout des 6 dernières références.

Auteurs	Pays	Caprins	Elevages	HM	An	Ech	SCN	SCP	Streptocoque	Corynébactérie	EB	NEB	Mycoplasmes	Autres
				Positifs (%)			Staph				B G -			
Hunter, 1984	GB	250	-	25,0	-	-	83,5	12,4	3,3	-	0,8	-	x	-
Lerondelle et Poutrel, 1984	France	1217	10	31,0	-	-	76,3	17,7	5,7	-	-	-	x	0,3
Binder, 1986	All.	19	1	-	-	50,2	63,8	24,7	9,8	-	-	-	x	1,7
Manser, 1986	GB	85	5	36,0	47,0	-	80,0	16,0	2,0	-	-	2,0	x	-
Barcellos et al., 1987	Brésil	84	4	46,5	-	-	8,8	42,6	1,5	-	-	-	x	47,1+
East et al., 1987	USA	2522	16	-	24,0	-	12,9	72,6	1,2	-	8,3		5,0	-
Guha et al., 1989	Inde	64	-	37,5	-	-	58,3		33,3	-	8,3		x	-
Vihan, 1989	Inde	191	2	15,2	19,4	-	55,0	16,3	6,4	-	9,5	6,4	6,4	-
Maisi, 1990*	Finlande	39	-	20,2	-	-	95,9	4,1	-	-	-	-	x	-
Ryan et Greenwood, 1990	Australie	448	4	16,9	-	-	78,7	5,9	3,6	-	11,8	-	x	-

27

	Kalogridou-Vassiliadou, 1991	Valle et al., 1991*	Contreras et al., 1995	Deinhofer et Pernthaner, 1995	Boscos et al., 1996	Ferrer et al., 1996	Kosev et al., 1996	Poutrel et al., 1996	Vihan, 1996	Contreras et al., 1997	Sanchez et al., 1999
Pays	Grèce	Espagne	Espagne	Autriche	Grèce	Espagne	Bulgarie	France	Inde	Espagne	Espagne
Caprins	90	133	188	204	93	-	-	1060	46	131	324
Elevages	3	-	10	3	6	-	-	8	1	4	18
HM (Positifs %)	67,0	-	18,0	-	29,0	-	-	47,0	28,3	6,5	22,0
An (Positifs %)	-	35,3	30,0	-	-	-	-	-	-	-	34,0
Ech (Positifs %)	-	-	-	11,3	-	-	30,3	63,6	-	9,0	-
SCN (Staph)	44,5	78,6	71,0	76,1	61,1	43,2	26,2	95,1	26,9	71,4	70,0
SCP (Staph)	17,2	21,4		13,2	18,5	13,5	57,0	2,6	34,6	6,0	
Streptocoque	1,9	-	1,0	9,0	9,3	-	-	1,0	15,4	-	-
Corynébactérie	1,5	-	12,0	1,7	-	-	-	-	-	8,0	24,0
EB (B G -)	4,3	-	3,0		-	32,0	6,7	0,9	23,0	2,4	3,0
NEB (B G -)	0,7	-	-	-	-	-	-	-	-	7,1	
Mycoplasmes	x	x	9,0	-	-	x	x	x	-	x	-
Autres	29,9+	-	4,0	-	11,1	11,3	10,1	0,4	-	5,1	3,0

28

Auteurs	Pays	Caprins	Elevages	Positifs (%)			Staph		Streptocoque	Corynébactérie	B G-		Mycoplasmes	Autres
				HM	An	Ech	SCN	SCP			EB	NEB		
Sanchez et al., 1999	Espagne	653	8	7,2	-	-	76,6	4,3	2,1	3,1	7,4	6,4	-	
White et Hinckley, 1999	USA	-	-	36,4	-	-	68,1	19,6	7,3	-	2,8	2,2	x	-
Mercier et al., 1998 (42)	France	230	5	52,5	-	-	79,9	7,1	2,1	-	-	-	x	11,0
Leitner et al., 2004* (43)	Israël	500	10	52,0	-	-	85,0	7,4	-	-	-	-	x	7,6
Moroni et al., 2005* (2)	Italie	305	5	40,2	-	-	80,2	6,1					x	
Leitner et al., 2007 (22)	Israël	377	3	28,8	-	-	62,2	32,7	-	5,1	-	-	x	-
Min et al., 2007 (39)	USA	35	1	26,2	-	-	43,7	35,4	-	-	5,4	12,4°	x	-
McDougall et al., 2010 (44)	Nlle-Zld	106	4	20,4			39,5	4,7	2,3	53,5	-	-	-	-

Caprins : nombre de chèvres ; Elevages : nombre d'élevages ; HM : hémi-mamelle ; An : animal ; Ech : échantillon ; Staph : pourcentage de staphylocoques ; Streptocoque : pourcentage de streptocoques ; Corynébactérie : pourcentage de corynébactéries ; B G- : pourcentage de bactéries gram négatif ; EB : pourcentage d'entérobactéries ; NEB : pourcentage de bactéries gram négatif autres que EB ; Mycoplasmes : pourcentage de mycoplasmes ; Autres : pourcentage d'autres bactéries ; x : recherche de mycoplasmes non effectuée.

* : seuls les staphylocoques ont été recherchés ou ont été pris en compte ; + : tous les germes sont des Bacillus ; ° : Pseudomonas.

GB : Grande-Bretagne, All. : Allemagne, USA : Etats-Unis, Nlle-Zld : Nouvelle-Zélande.

Tableau II : Distribution des principales espèces de SCN responsables des IMM subcliniques.

Espèce SCN			% SCN id.	SCN id.	% IIM SCN	Ech pos SCN	Ech Tot	E	Cp	Année	Pays	Auteur
S. chromogenes	S. epidermidis	S. caprae										
1,6	39,2	20,0	83,3	250	74,6	300	2243	3	204	1995	Autriche	Deinhofer et Pernthaner (23)
13,6	22,7	25,0	95,7	44	66,7	46	369	10	188	1995	Espagne	Contreras et al. (21)
25,0	5,0	11,7	93,8	120	76,2	128	1834	4	131	1997	Espagne	Contreras et al. (27)
13,7	34,1	21,7	100,0	226	79,9	226	457	5	230	1998	France	Mercier et al. (42)
14,9	5,3	36,9	83,7	282	87,3	337	2220	1	222	2000	France	Baudry et al. (15)
10,7	24,9	43,7	87,8	382	85,0	435	1000	10	500	2004	Israël	Leitner et al. (43)
17,8	38,9	15,7	98,2	1448	80,2	1474	4571	5	305	2005	Italie	Moroni et al. (2)
18,5	32,6	18,5	100,0	135	60,2	135	754	3	377	2007	Israël	Leitner et al. (22)
-	60,8	2,0	100,0	51	-	51	342	1	-	2008	All.	Aulrich et Barth (13)

Espèce SCN

S. saprophyticus	S. lugdunensis	S. arietae	S. sciuri	S. haemolyticus	S. lentus	S. hominis	S. capitis	S. warneri	S. xylosus	S. simulans
0,4	2,8	1,2	0,8	-	15,6	1,6	3,2	0,8	2,0	10,8
-	-	2,3	-	4,5	-	2,3	9,1	2,3	6,8	-
-	-	-	0,8	0,8	4,2	2,5	10,0	8,3	25,8	5,8
0,4	6,6	-	0,4	0,4	2,7	2,2	1,3	1,3	4,9	5,8
-	-	3,5	-	-	9,2	-	8,9	4,6	9,2	7,4
-	-	-	-	-	-	-	-	-	3,4	17,3
-	-	-	-	-	-	-	-	14,0	2,1	9,6
-	-	-	-	-	-	-	-	-	-	30,4
-	-	-	-	-	-	-	-	-	19,6	17,6

Espèce SCN	S. hyicus	S. cohnii	S. intermedius	S. kloosi
	-	-	-	-
	9,1	2,3	-	-
	-	-	3,5	-
	-	-	-	0,9
	-	-	-	-
	-	-	-	-
	-	-	-	-
	-	-	-	-
	-	-	-	-

Cp : nombre de chèvres ; E : nombre d'élevage ; Ech Tot : nombre d'échantillons prélevés ; Ech pos SCN : nombre d'échantillons positifs en SCN ; % IIM SCN : pourcentage d'IIM dues à des SCN ; SCN id. : nombre d'échantillons où l'espèce de SCN a été identifiée ; % SCN id. : pourcentage de SCN identifiés.

All. : Allemagne.

1.1.1.3. Incidence des IIM

1.1.1.3.1. Incidence des mammites cliniques

Contrairement à ce qui est observé en élevage bovin, l'apparition de nouveaux cas au cours du tarissement est moins fréquente (11). Il n'y a pas de forte augmentation de l'incidence des mammites cliniques autour du part, sauf dans certains cas particuliers (cas rapportés d'épizooties de mammites mycosiques ou à *Pseudomonas aeruginosa*, en lien avec une mauvaise gestion des traitements intramammaires, pour lesquelles l'incidence était maximale au début et à la fin de la période de tarissement). L'incidence est cependant forte au cours du premier tiers de lactation.

1.1.1.3.2. Incidence des mammites subcliniques

Baudry et al. décrivent un taux d'incidence sur l'ensemble d'une lactation compris entre 40 et 55 % (15). Ce résultat est peut-être surestimé, étant donné que certaines chèvres sont déjà contaminées au cours du tarissement, de l'ordre de 7,5 % d'après Leitner et al., qui trouvent en outre que 15 % des primipares testées en tout début de lactation sont déjà porteuses de germes (22).

1.1.1.4. Persistance des IIM

1.1.1.4.1. Persistance des IIM au cours de la lactation

Les mammites persistantes sont constituées à la fois des mammites subcliniques et des mammites cliniques, détectées ou non, qui passent à la chronicité (de 1,5 à 30 % des cas). Une IIM est définie comme persistante lorsque le même germe est isolé consécutivement sur au moins 2 prélèvements. Leur proportion augmente d'autant plus que la détection est tardive.

Les mammites subcliniques persistent longtemps, entre autres à cause d'une détection souvent médiocre, de l'ordre de 3 à 4 mois en moyenne (19). 75 % d'entre elles persisteraient pendant toute la lactation en l'absence de traitement (45). Ce pourcentage peut tendre vers 100 % dans certains élevages. D'ailleurs, dans une étude portant sur 377 chèvres, Leitner et al. n'ont observé aucune guérison bactériologique spontanée au cours de la lactation (22). Cela tient au fait que les staphylocoques, qui constituent l'essentiel des germes isolés lors des IIM, sont des germes qui colonisent durablement la mamelle : près de 3 mammites sur 4 sont détectées en début, milieu et fin de lactation (75 à 82 % pour les infections à SCN, 73 à 78 % pour *S. aureus* (11)). A l'échelon du troupeau, la persistance des IIM est fortement corrélée à la prévalence des infections à staphylocoques (27).

La variabilité de la persistance des IIM trouve une part d'explication selon les germes considérés, car tous les germes ne persistent pas de la même manière : certaines espèces de streptocoques (*S. agalactiae*, *S. dysgalactiae* par exemple) persistent longtemps dans la mamelle, mais les entérocoques non (11) ; des différences sont également observées entre les différentes espèces de SCN (2) (27) : Moroni et al. par exemple ont observé sur 156 chèvres de 2 troupeaux qu'aucune infection à *S. caprae* ne durait plus de 5 mois, alors que 20 % des infections à *S. epidermidis* duraient au moins 6 mois (40).

Les entérobactéries, qui provoquent le plus souvent des mammites cliniques, sont d'une manière générale peu persistantes.

1.1.1.4.2. Persistance des IIM au tarissement

Les germes pourraient persister davantage chez la chèvre que chez la brebis en raison d'une durée de tarissement plus courte (45). Le taux de guérison spontané est faible chez la chèvre, aux alentours de 20 à 50 % (38) (46), mais certaines études donnent jusque 60 % (19) (45). Cette persistance d'une lactation à l'autre conduit à une augmentation de la prévalence avec l'âge de la chèvre (37).

Le taux d'élimination des SCN varie de 20 à 45 % (22). Cette variation pourrait être liée aux différences de pathogénicité entre les différentes souches et aux différents degrés d'atteintes de la mamelle (ancienneté et sévérité des lésions) (11). Il est quasi-nul pour *S. aureus*.

1.1.2.   Les flores des laits de tank

1.1.2.1. Nature des flores isolées des laits de tank

Conformément au règlement européen 853/2004, le lait collecté à la ferme ne doit pas contenir plus de $1,5.10^6$ UFC/mL (soit $6,2$ $\log_{10}$ UFC/mL) lorsqu'il est destiné à un lait de consommation et aux produits à base de lait traités thermiquement. Cette valeur est abaissée à 5.10^5 UFC/mL (soit $5,7$ $\log_{10}$ UFC/mL) lorsqu'il est utilisé dans la fabrication des produits à base de lait cru.

La qualité bactériologique du lait caprin se doit bien évidemment de répondre à la nécessité de protéger le consommateur, mais également aux besoins liés à la transformation technologique du lait (d'ailleurs, en France, la majorité du lait produit est destiné à la fabrication fromagère). Pour inciter les producteurs à produire un lait bactériologiquement acceptable, le paiement du lait s'appuie en partie sur ce critère depuis 1986 en France (47). Ce système a permis une nette amélioration de la situation (47) (48). A titre d'exemple, la FMAR (Flore Mésophile Aérobie Revivifiable) dans les élevages de Poitou-Charentes est passée de 90 000 à 25 000 UFC/mL entre 1994 et 2004 (6).

La distribution des $\log_{10}$SPCt est normale, comme en témoigne une étude comprenant 344 laits de tank (représentant environ 8000 chèvres) de Muehlherr et al. (*cf.* Figure 1).

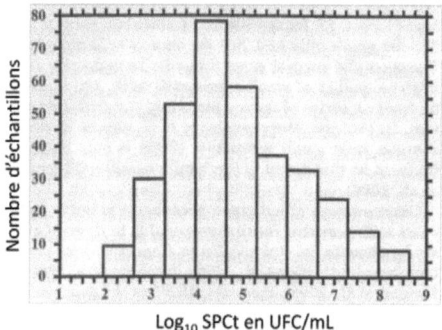

Figure 1 : Fréquence de distribution des SPCt.
Extrait de Muehlherr et al. (49).

Les flores majoritaires sont essentiellement constituées des bactéries lactiques, qui sont des flores d'intérêt technologique, et des flores commensales de la peau des trayons (50). Voici une liste des flores investiguées (elles ne sont pas toutes systématiquement recherchées et dénombrées au sein d'une même étude) :

- La FMAR, qui englobe tous les germes poussant à 30°C en milieu aérobie. C'est l'équivalent du SPC.
- Les coliformes, témoins principalement d'une contamination fécale. Leur dénombrement est abrégé en CC (Coliform Count). Ils sont fréquemment isolés (dans 71 % des prélèvements et 87 % des 53 élevages dans une étude de Koop et al. (51)), mais ne représentent

qu'une faible part de la flore totale (1 %) (52). Les résultats des laits de tank sont généralement bons pour cette population de germes (environ 80 % des échantillons à moins de 100 UFC/mL d'*E. coli* (47)), mais une grande variabilité est observée entre les élevages. En conséquence, la distribution des $\log_{10}CC$ n'est pas normale (*cf.* Figure 2).

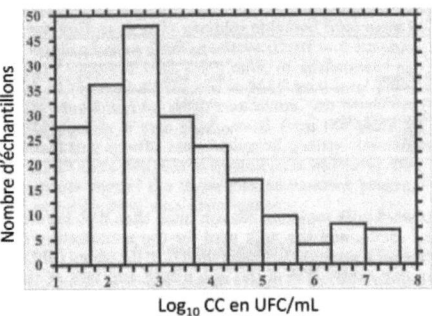

Figure 2 : Fréquence de distribution des comptages d'entérobactéries. Extrait de Muehlherr et al. (49).

- Les germes psychrotrophes. Même si certains d'entre eux (*Pseudomonas spp.* principalement) sont à même de provoquer des mammites, leur origine signe plutôt un défaut de refroidissement du lait, ou encore un délai de stockage trop long.
- Les agents des zoonoses majeures : *Listeria, Salmonella, Brucella.* Les contaminations de lait de tank par ces agents sont rares, voire rarissimes. Les contaminations de lait de tank par *Listeria* peuvent être d'origine animale (chèvre excrétrice, qui constitue généralement un cas isolé (25)) ou environnementale (53), par exemple lors de contamination de la machine à traire (54).
- *Staphylococcus aureus*, ou les entérotoxines produites (premier risque alimentaire concernant le lait cru de chèvre, *cf.* 1.1.1.1.1.1.1 (17)). Les staphylocoques totaux se retrouvent dans la totalité des laits de tank, et sont fortement corrélés au TBCt et au SPCt (dont ils représentent 30 %) (51) ; mais *S. aureus* seul non.

- Les flores d'intérêt technologique : elles sont principalement apportées par les trayons et l'air au moment de la traite (55), mais aussi par la machine à traire.

1.1.2.2. Facteurs de variation des flores de lait de tank

1.1.2.2.1. Elevage

Le TBCt varie grandement d'une exploitation à l'autre. Dans une étude portant sur près de 300 élevages pendant 3 ans, Koop et al. rapportent que 26 % de la variance du $\log_{10}$TBCt est expliquée par le facteur « élevage » (5). Entre autres, le nombre d'animaux par élevage est un facteur explicatif de cette observation. En effet, Muehlherr et al. trouvent des SCPt et des CCSt plus élevés dans les élevage à plus grand effectif (49), et Zweifel et al. rapportent des différences de SPCt en fonction de la taille de l'élevage (56). Ces derniers présentent des résultats chèvres et brebis confondues, car aucune différence significative n'avait été retrouvée pour les données considérées entre les 2 espèces (cf. Tableau III).

Tableau III : Valeurs statistiques des SPCt de petits ruminants en fonction de la taille de l'élevage. Extrait de Zweifel et al. (56).

	SPCt (log UFC/mL)		
Taille du troupeau (animaux)	<6	6-25	>25
Nombre d'élevages	66	183	121
Médiane	4,36	4,66	4,85
Moyenne	6,77	6,80	6,86
Intervalle avec 50% des élevages	3,38-5,34	3,84-5,80	4,18-5,80
Intervalle avec 80% des élevages	3,08-6,57	3,04-6,87	3,53-7,06

En outre, si certains germes tels que les staphylocoques sont isolés de la quasi-totalité des laits de tank, il existe en revanche une grande variabilité inter-élevage pour d'autres catégories, comme les coliformes (51).

1.1.2.2.2. Mois de lactation

La concentration en germes totaux (TBCt ou SPCt) présente des fluctuations saisonnières (56), avec des concentrations moyennes plus élevées au cours de l'été. Dans une étude de Koop et al. réalisée sur environ 300 élevages pendant 3 ans (nombre fluctuant suivant les mois entre 287 et 317), le $\log_{10}$TBCt moyen varie entre 4,26 et 4,58 (soit 18 200 et 38 000 UFC/mL), selon un profil annuel relativement répétable (*cf.* Figure 3).

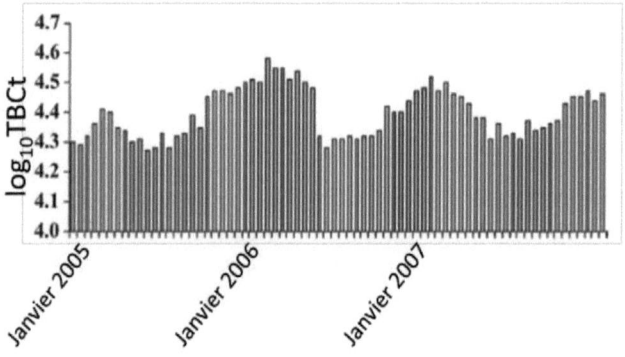

Figure 3 : Log_{10}TBC moyen des laits de tank. Extrait de Koop et al. (5).

1.1.2.2.3. Période de mises-bas

Les staphylocoques en général, et *S. aureus* en particulier sont plus fréquemment isolés pendant et juste après la mise-bas (ce qui correspond aux mois de janvier et février dans la majorité des élevages) (*cf.* Figure 4).

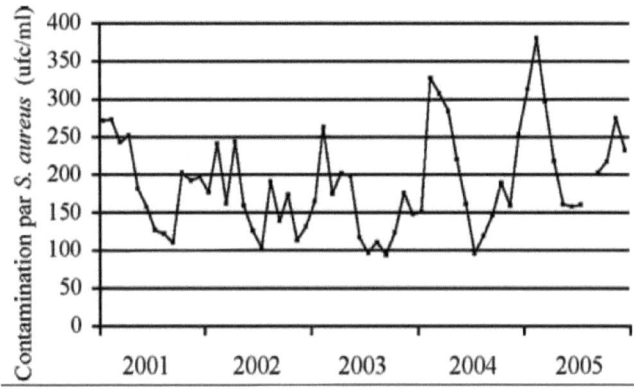

Figure 4 : Evolution mensuelle de la contamination des citernes par *S. aureus* (moyenne géométrique en UFC/mL) sur la période 2001-2005. Extrait de De Crémoux et al. (57).

1.1.2.2.4. Délai de stockage

Toutes les flores présentes dans les laits augmentent avec le délai de stockage, mais cela est particulièrement vrai pour la flore psychrotrophe (56) (*cf.* Figure 5). Au-delà de 4 jours de stockage du lait aux températures recommandées (2-4°C), cette flore augmente, et subséquemment la flore totale aussi (52) (58). Des différences significatives existent déjà entre des laits collectés tous les 2 ou tous les 3 jours (49), ce qui se traduit dans d'autres études par une corrélation entre le SPCt et le nombre de traites présentes dans le tank (56).

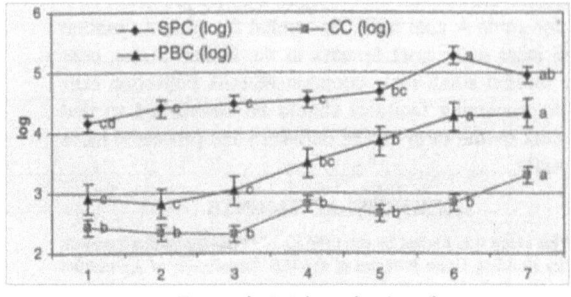

Temps de stockage (en jours)

Figure 5 : Evolution des comptages de bactéries totales (SPC), coliformes (CC) et germes psychrotrophes (PBC) du lait de tank pendant une semaine de stockage. Sur une même courbe, des lettres différentes en exposant illustrent des différences significatives (p<0,05). Extrait de Zeng et al. (58).

1.1.2.2.5. Méthode de traite

Les méthodes de traite, et plus particulièrement l'hygiène au cours de la traite, impactent sur les flores présentes dans les laits de tank. Ainsi, Tormo et al. associent des laits riches en flore d'intérêt technologique (essentiellement représentée par les bactéries lactiques) et relativement pauvres en SCP à des exploitations aux pratiques d'hygiène modérées, tandis que des élevages avec des pratiques plus strictes (notamment dans la procédure de nettoyage de la machine à traire) présentent des laits plus pauvres en flore totale, et parfois proportionnellement plus chargés en SCP (50).

Les flores dépendent également des procédures de nettoyage/désinfection de la machine à traire. Une température d'eau de nettoyage élevée (75°C) diminue la FMAR, l'alternance quotidienne de produits alcalins et basiques favoriserait les flores d'altération (telles que les *Pseudomonas spp.* par exemple) (55), alors que conduite hebdomadairement seulement, elle permettrait de favoriser les flores d'intérêt technologique (50).

L'impact de la méthode de traite (manuelle *Vs* mécanique) est controversé. Certains auteurs concluent à des différences significatives de

SPCt entre les différents types de traite (59), parfois même contraires à celles attendues : Zweifel et al. (56) trouvent les plus faibles SPCt lors de traite manuelle, 4,48 *Vs* 4,52 $\log_{10}$SPCt, soit respectivement 30 200 et 33 100 UFC/mL.

1.1.2.2.6. Date du prélèvement

Le moment du prélèvement (même en cas de prélèvements rapprochés) influe grandement sur le dénombrement des flores isolées, même sur les flores les plus représentatives comme les staphylocoques (51). Les auteurs suggèrent 2 explications possibles : la première est que les numérations sont effectivement variables, la seconde hypothèse avancée est que ce manque de répétabilité est intrinsèque à la technique de comptage (culture bactériologique).

1.1.3. Méthodes d'identification et de comptage des germes

1.1.3.1. Dénombrement après culture bactériologique

Il s'agit de la méthode de référence. Les prélèvements sont mis en culture pendant au moins 24 heures, et le résultat est un dénombrement des colonies observables, exprimé en UFC/mL (18).

1.1.3.2. Comptage automatisé

La méthode de référence, longue et fastidieuse, n'est pas utilisable en routine. Les laiteries ont donc recours à un système de comptage automatisé des germes totaux du lait, dont le résultat conditionne en partie le prix du lait payé à l'éleveur. Le principe de ces appareils, tels que le Bactoscan FC®, est simple : après avoir été colorées, les bactéries passent à travers une cellule de mesure, où elles sont soumises à un éclairage d'une longueur d'onde spécifique, et la lumière qu'elles émettent alors est enregistrée. Chaque passage de bactéries est ainsi pris en compte, et le résultat brut est un nombre de bactéries par unité de volume, que l'appareil transforme ensuite en UFC/mL.

Les paramètres de validité interne du Bactoscan FC® sont bons : le résultat qu'il fournit (TBC pour Total Bacterial Count) est étroitement corrélé au SPC (pour Standard Plate Count, qui est le dénombrement de la flore totale selon la méthode de référence) ; la répétabilité est excellente (coefficient de corrélation 0,99 entre 2 échantillons appariés), ainsi que la reproductibilité (51).

La relation entre les germes comptés par l'appareil (en impulsions/mL) et par la méthode de référence (en UFC/mL) est linéaire (60) (*cf.* Figure 6).

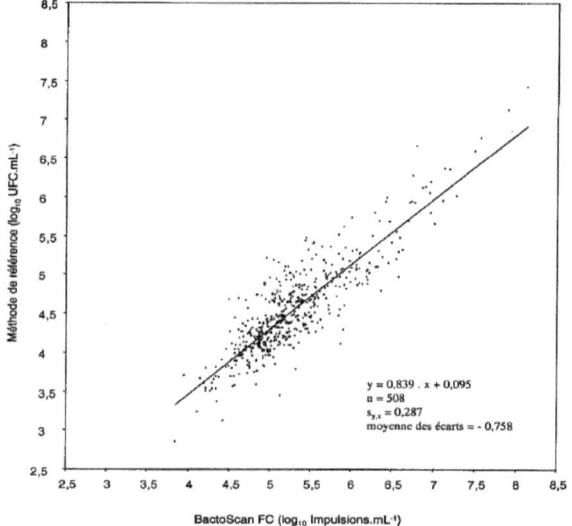

Figure 6 : diagramme de dispersion des valeurs obtenues par le Bactoscan FC et par la méthode de référence. Extrait de Ninane et al. (60).

1.2.   Les CCS : facteurs de variations et intérêt diagnostique

1.2.1.   Composition des CCS

Les cellules retrouvées dans le lait ont 2 origines : une partie provient de la circulation sanguine (granulocytes ou polynucléaires neutrophiles, lymphocytes et monocytes – macrophages), l'autre de la desquamation de l'épithélium mammaire (cellules épithéliales). Compte-tenu du mode de sécrétion apocrine de la chèvre, des particules cytoplasmiques, anucléées, sont également retrouvées en quantité abondante. Elles sont de taille variable, entre 5 et 30 µm (61).

Le détail des différentes populations cellulaires est présenté Tableau IV. Les granulocytes neutrophiles constituent la population majoritaire (45-74 % des cellules) dans le lait des animaux sains. Leur proportion varie selon le stade de lactation : plus le stade de lactation avance, plus le pourcentage de granulocytes neutrophiles augmente (4), atteignant 74-80 % en fin de lactation (19), ce qui pourrait être interprété comme une préparation de la mamelle à son involution (62). Dans les mamelles infectées, ce pourcentage est encore plus élevé (71-86 %) (7) (63).

Tableau IV : Les populations cellulaires du lait de chèvre. Extrait de Bergonier et al. (19).

Auteurs	Ec h	Nature Ech	Stade de lactation	% des populations cellulaires		
				Neutro	Macro	Lympho
Dulin et al., 1982	56	HM saines	début	45	35	20
	4	HM saines	fin	74	15	9
Droke et al., 1993	70	lait de tank	-	87,3	9,9	2,8
Rota et al., 1993	200	HM	Sem. 1 à 4	45,8 à 52,5	19,6 à 27,2	12,9 à 14,1
			Sem. 28 à 31	68,6 à 70,3	12 à 12,5	2,9 à 4,3
Manlongat et al., 1998	12	HM	Sem. 2 à 3	-	80	-
			Sem. 4 à 18	50	45	-
			après 19 sem.	80	-	-
Fahr et al., 1999	950	HM	-	40,9	35,6	0,7
Ying et al., 2002	237	HM	Début	79	-	22
	36	HM	fin	78	-	22

Ech : nombre d'échantillons ; Nature Ech : nature des échantillons ; HM : hémi-mamelle ; Sem. : semaine ; Neutro : neutrophiles ; Macro : macrophages ; Lympho : lymphocytes.

Les particules cytoplasmiques en revanche ne sont influencées ni par les facteurs physiologiques (stade et rang de lactation) ni par les facteurs pathologiques (63).

1.2.2.   Méthodes de mesure des CCS

1.2.2.1. Examen microscopique

Le comptage des cellules somatiques du lait au microscope est possible, en utilisant des techniques similaires à celles employées en hématologie. Cependant, c'est une technique longue, fastidieuse et inutilisable en routine. Elle est donc réservée aux études expérimentales ainsi que pour l'étalonnage de certains appareils ou encore lorsque l'on souhaite différencier les types cellulaires.

1.2.2.2. California Mastitis Test (CMT)

Le CMT est une méthode semi-quantitative qui permet d'estimer la richesse d'un lait en ADN, et donc indirectement la richesse en cellules. Le résultat est un score, allant de 0 (traces) à 3 (gel). Assez largement utilisé en élevage bovin, il l'est moins en élevage caprin pour 2 raisons principales : l'effectif plus important et la richesse physiologique du lait en cellules. Malgré tout, c'est un examen qui présente l'avantage de pouvoir être mené au chevet de l'animal, et la concordance entre le résultat du CMT et le statut infectieux de la mamelle est globalement bonne, de l'ordre de 60 à 80 % en considérant positif un score 2 ou 3, et négatif un score 0 ou 1 (11). Compte-tenu des valeurs de CCSi élevées chez les chèvres saines, la valeur prédictive négative du test est meilleure que sa valeur prédictive positive (87 % *Vs* 34 % (64)).

1.2.2.3. Compteur de particules (Coulter Counter)

Le compteur de particules dénombre tout élément dont le diamètre dépasse le seuil préenregistré. Il est donc inadapté au lait de chèvre car il compte toutes les particules, y compris les globules gras et les particules cytoplasmiques, particulièrement nombreuses en raison du mode de sécrétion apocrine (61). Ce type d'appareillage a donc été largement abandonné dans les laboratoires aux profits des suivants.

1.2.2.4. Compteur à cytométrie de flux (type Fossomatic®)

Contrairement au Coulter Counter, ce type d'automate ne compte que les éléments nucléés après coloration spécifique de l'ADN, mais il ne permet pas de différencier les populations cellulaires (61). Les résultats obtenus par cette méthode sont donc plus significatifs. Ils peuvent être plus que 2 fois inférieurs au comptage au Coulter Counter (614 000 *Vs* 1 404 000 cellules/mL dans une étude sur 161 chèvres saines de Poutrel et Lerondelle (65)).

Le résultat du comptage automatisé par cette méthode est fortement corrélé à celui issu de la microscopie directe (4), et cette méthode est rapide. C'est ce type d'appareil qui équipe les laboratoires et qui sert à déterminer les seuils de CCSt qui seront pris en compte pour le paiement du lait aux producteurs (les comptages de cellules somatiques sont pris en compte depuis 1994 dans la région Poitou-Charentes (3)).

Un bémol est toutefois rapporté : Zeng et al. (66) trouvent dans leur étude que lorsque le comptcur est calibré avec du lait de chèvre, les CCSi mesurées sont équivalentes à la microscopie, mais les comptages sont de 24 % supérieurs lors de calibration avec du lait de vache. Cette tendance n'est pas toujours observée, d'autres auteurs ne trouvant pas de différence significative avec ces 2 calibrations (67).

1.2.3. Facteurs de variation dans les comptages individuels (CCSi)

1.2.3.1. Facteurs de variation physiologiques

Les facteurs de variation non-infectieux expliquent une large part des variations des CCSi dans le lait de chèvre, surtout dans un contexte de faible prévalence des IIM. L'étude de Wilson et al. portant sur 380 chèvres conclut même à une contribution des facteurs autres que les IIM à hauteur de 90 % des différences dans les CCSi mesurées (68).

Les principaux facteurs sont le stade et le rang de lactation ; les autres ont une influence moindre mais doivent tout de même être considérés afin de minorer les erreurs d'interprétations (19).

1.2.3.1.1. Le stade de lactation

Il s'agit du facteur de variation non-infectieux le plus important (67). Les CCSi évoluent de manière inverse à la production lactée : elles diminuent dans les premiers jours de lactation (*cf.* Tableau V), et augmentent ensuite progressivement jusqu'au tarissement (7) (38) (44) (59) (61) (68) (69) (70).

Tableau V : Moyenne géométrique des CCSi d'hémi-mamelles le jour de la mise-bas et 40 jours après. Extrait de McDougall et al. (38).

Statut	N	Jour de la mise-bas		J40	
		Moy	Intervalle de confiance à 95%	Moy	Intervalle de confiance à 95%
Saines	146	1 490	1 199 – 1 851	211	179 – 248
Infectées	40	2 584	1 590 – 4 200	1 292	790 – 2 115

N : nombre d'hémi-mamelles ; J40 : 40ème jour après la mise-bas, Moy : moyenne.

Des variations de 200 000 cellules/mL au cours du premier tiers de lactation à plus de 1 000 000 cellules/mL au cours des derniers mois ont été observées (*cf.* Figure 7). Cette tendance est classiquement attribuée à un phénomène de dilution : plus le stade de lactation augmente, moins la production laitière est forte et par voie de conséquence les éléments figurés se concentrent.

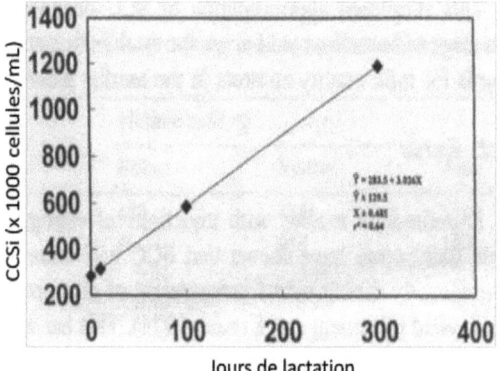

Figure 7 : Régression des CCSi présumées en fonction du stade de lactation (en jours), établie d'après 2276 à 3 978 prélèvements individuels mensuels. Extrait de Haenlein (70).

CCS (x 1000/mL) = 283,5 + 3,026 x Jours de lactation ; r2 = 0,64

1.2.3.1.2. Le rang de lactation

La majorité des auteurs (1) (7) (19) (31) (34) (36) (38) (63) (68) trouvent une corrélation entre le rang de lactation et les CCSi, même si certains d'entre eux font exception tels que Leitner et al. (43) ainsi que Zeng et Escobar (71). Les CCSi augmentent avec le rang de lactation (*cf.* Figure 8).

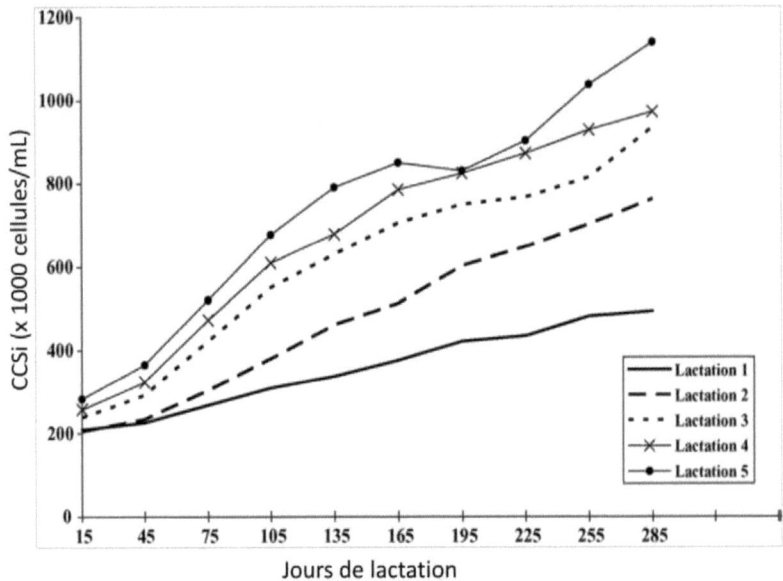

Figure 8 : Effet des jours et rangs de lactations sur les concentrations de cellules somatiques individuelles. Extrait de Paape et al. (7).

Lactation 1, $n = 10\ 130$ chèvres ; lactation 2, $n = 6989$ chèvres ; lactation 3, $n = 4617$chèvres ; lactation 4, $n = 2990$ chèvres ; lactation 5, $n = 1881$ chèvres.

1.2.3.1.1. L'œstrus

Les chèvres en œstrus voient leur CCSi augmenter et leur production laitière diminuer (19). Cet effet sur les CCSi est passager, il ne dure que quelques jours (72) (73), et il est indépendant de la baisse de production laitière (74). La quantification de cette variation diffère grandement d'une étude à l'autre, de + 25 % pour Christodoulopoulos et al. (72) à + 400 % pour Moroni et al. (73).

1.2.3.1.1. Les variations circadiennes

Les numérations cellulaires sont en général plus élevées lors de la traite du soir que celle du matin. De plus, elles tendent aussi à augmenter entre le début et la fin d'une même traite (61) (70).

1.2.3.1.2. La race

La race influence les CCSi (*cf.* Figure 9). Les chèvres alpines ont des CCSi plus élevées que les Saanen (environ 625 000 *Vs* 530 000 cellules/mL). Ces deux races sont les 2 plus fréquentes dans les systèmes intensifs français.

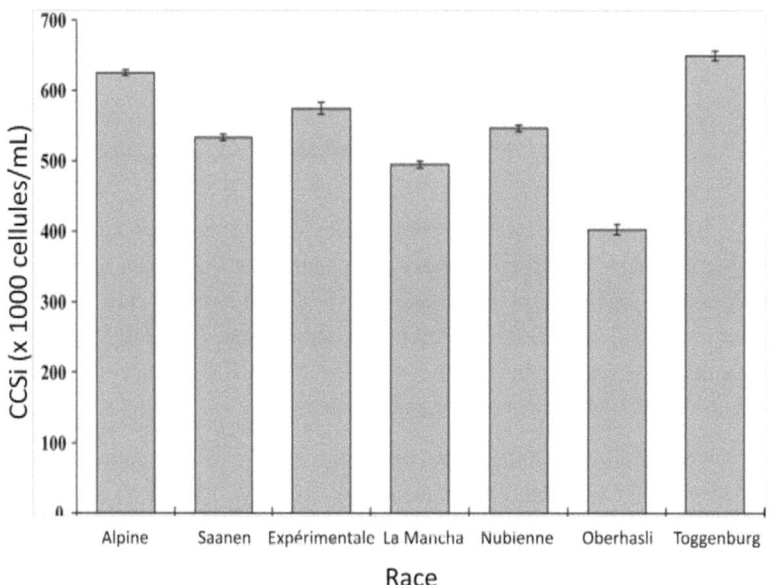

Figure 9 : Influence de la race sur les CCS des chèvres. Moyenne (+/- erreur standard). Extrait de Paape et al. (7).

Alpine, n = 9653 chèvres ; Saanen, n = 4619 chèvres ; Experimental, n = 1165 chèvres ; LaMancha, n = 2851 chèvres ; Nubian, n = 4819 chèvres ; Oberhasli, n = 859 chèvres ; Toggenburg, n = 2641 chèvres.

1.2.3.1.3. Le nombre de chevreaux

Luengo et al. ont observé des CCSi plus élevées lors de naissances multiples en comparaison des naissances uniques (respectivement 1 148 000, 1 348 000 et 1 737 000 lors de naissance unique, double ou triple) (31). Les auteurs suggèrent que ce pourrait être le fait d'un plus grand développement du parenchyme mammaire lors de naissances multiples.

1.2.3.1.4. Les stress

Les stress alimentaire (variation brutale dans la ration), les vaccinations et autres traitements collectifs sont supposés être associés à des élévations des CCSi (19) (37) (67).

1.2.3.2. Facteurs de variation pathologiques : les IIM

Bien que les facteurs physiologiques de variation des CCSi soient particulièrement nombreux chez la chèvre, ce sont les infections bactériennes qui sont la principale cause de fluctuations (1) (67). Les facteurs physiologiques de variation sont subordonnés au statut infectieux de la mamelle, et leur influence s'estompe lors d'IIM (31), voire devient nulle en cas d'IIM par des pathogènes majeurs (1).

Lors d'atteinte d'une hémi-mamelle, les CCSi du quartier infecté augmentent ainsi que du côté controlatéral (4) (13) (63), et ce de manière relativement homogène puisque des coefficients de corrélation proches de 0,9 rapprochent les comptages des 2 hémi-mamelles (65).

1.2.3.2.1. Relations entre les CCSi et les germes isolés

Les chèvres infectées ont des concentrations cellulaires plus élevées que les chèvres saines (au moins doublées dans la majorité des études) (*cf.* Tableau VI), et inversement les chèvres à haute CCSi ont des laits plus riches en bactéries en moyenne (71).

Tableau VI : CCSi des hémi-mamelles en fonction de leur statut infectieux (saines Vs infectées).

Auteurs	Pays	E	Cp	HM	CCSi (x 1000/mL)			
					HM saines		HM infectées	
					N	Moy géom	N	Moy géom
Contreras et al., 1996 (64)	Espagne	10	188	369	301	396	68	873
McDougall et al., 2001 (37)	Nlle-Zélande	6	110			223		1094
McDougall et al., 2002 (38)	USA	6	110	186 (MB)°	146	1490	40	2584
				186 (J40)°	146	211	40	1292
Leitner et al., 2004 (43)	Israël	10	500	1000	488	288	512	1626
Min et al., 2007 (39)	USA	1	35	70		2259		4761
Leitner et al., 2007 (22)	Israël	3	377		537	551	217	2914
McDougall et al., 2010 (44)	Nlle-Zélande	4	106	211		484		2006

E : nombre d'élevages ; Cp : nombre de chèvres ; HM : hémi-mamelle ; N : nombre d'hémi-mamelles, Moy géom : moyenne géométrique.

Nlle-Zélande : Nouvelle-Zélande, USA : Etats-Unis.

° : dans cette étude, les CCSi ont été mesurées à 2 dates : le jour de la mise-bas (MB) et à 40 jours de lactation (J40).

Beaucoup de travaux font état de CCSi différentes suivant les bactéries incriminées, mais avec des tendances fortement divergentes. Certaines études concluent que les germes pathogènes majeurs conduisent à une élévation significative des CCSi mais pas les pathogènes mineurs, en particulier les SCN (45). Sanchez et al. par exemple ne trouvent pas de différence significative entre les CCSi des chèvres infectées par *S. caprae* et les CCSi des chèvres saines, ni d'impact de ce germe sur la production laitière (41). Mais d'autres et ce sont les plus fréquents, concluent à une élévation des CCSi quel que soit le germe incriminé, mais que cette hausse est plus marquée pour un pathogène majeur que pour un pathogène mineur (39) (2) (45) (65) (*cf.* Tableau VII).

Tableau VII : CCS des hémi-mamelles en fonction du statut infectieux (saines, infectées par des pathogènes mineurs / majeurs).

Auteurs	Pays	E	Cp	Ech	HM saines		HM infectées Pm		HM infectées PM	
					N	CCSi (x 1000/mL)	N	CCSi (x 1000/mL)	N	CCSi (x 1000/mL)
Poutrel et Lerondelle, 1983 (65)	France	3	163	325		614°		1293°		4804°
Lerondelle et Poutrel, 1984 (45)	France	10	1217	1518 (mi lac)	1061	1540°⁺	342	1780°⁺	115	9250°⁺
				894 (fin lac)	617	4310°⁺	218	4550°⁺	59	10400°⁺
De Crémoux et al., 1994 (1)	France	8	1060			493		1078		2731
Poutrel et al., 1997 (75)	France	8	1060			272		932	2443	
Luengo et al., 2004 (31)	Espagne	8	652	6262	1210	645	57	1023	37	4073
Leitner et al., 2004 (43)	Israël	10	500	1000	488	288	435	1676	38*	3593
McDougall et al., 2010 (44)	Nlle-Zélande	4	106	3239				1118		4317

HM : Hémi-mamelle ; Pm : pathogène mineur ; PM : pathogène majeur ; E : nombre d'élevages ; Cp : nombre de chèvres ; Ech : nombre d'échantillons ; N : nombre d'hémi-mamelles ; mi lac : prélèvements en milieu de lactation ; fin lac : prélèvements en fin de lactation.

° : moyenne arithmétique (les autres valeurs sont des moyennes géométriques) ; ⁺ : résultats de Coulter Counter (les autres appareils à cytométrie de flux) ; * : seuls *S. aureus* a été considéré.

Il ressort que les CCSi sont globalement doublées en cas d'infection par un pathogène mineur, et au moins quadruplées en cas d'infection par un pathogène majeur.

Les mycoplasmes ont peu été pris en considération car ils sont peu fréquents, mais les mammites cliniques à mycoplasmes dans les élevages touchés conduisent à une augmentation des CCS très importante (7) (18) (67), comme les autres pathogènes majeurs.

1.2.3.2.2. Relations entre les CCSi et la probabilité d'IIM

Des seuils de CCSi permettant de présumer du statut infectieux ont été établis par De Crémoux et al. (1), de façon à obtenir les paramètres de sensibilité, spécificité, valeurs prédictives positive et négative optimum (*cf.* Tableau VIII).

Le meilleur compromis est obtenu en choisissant 750 000 cellules/mL comme seuil de discrimination entre des chèvres saines et infectées par des pathogènes mineurs (en d'autres termes les SCN), et 1 750 000 cellules/mL comme seuil entre des chèvres infectées par des SCN ou des pathogènes majeurs (essentiellement représentés par *S. aureus*, mais aussi les coliformes... *cf.* 1.1.1.2). La très faible VPP du seuil de discrimination entre SCN et pathogènes majeurs (14,4 %) s'explique par la faible prévalence des IIM dues à des pathogènes majeurs.

Tableau VIII : Evolution des critères de validité interne d'une discrimination entre statuts infectieux selon le seuil de numérations cellulaires individuelles envisagé (moyenne géométrique annuelle de 1060 chèvres). Extrait de De Crémoux et al. (1).

Critères de validité interne	Seuils de discrimination (x 1000/mL)									
	Individus sains / infectés par des SCN					Infectés par des SCN / infectés par des PM				
Seuils retenus	500	**750**	1000	1500	1750	500	750	1000	1500	**1750**
Sensibilité (%)	82,1	**66,5**	52,4	33,3	27,6	98,0	91,0	88,4	81,9	**70,9**
Spécificité (%)	54,1	**65,8**	73,3	83,5	86,1	17,9	33,5	47,6	66,7	**72,4**
VPP (%)	74,5	**76,0**	76,3	76,7	76,5	7,3	8,2	9,9	13,9	**14,4**
VPN (%)	64,8	**54,5**	48,5	43,4	42,1	99,3	98,3	98,4	98,3	**97,4**
Efficience (%)	71,5	**66,2**	60,3	52,4	49,8	22,9	37,0	50,1	67,6	**72,3**

VPP : valeur prédictive positive ; VPN : valeur prédictive négative ; PM : pathogènes majeurs.

Plus qu'une valeur isolée, dont l'interprétation est hasardeuse (*cf.* les nombreux facteurs de variation évoqués avant), c'est le dépassement à 2 ou

3 reprises d'un de ces seuils qui permet d'améliorer la précision du diagnostic (sur 5-6 mesures annuelles). Dans ce cas, l'efficience peut atteindre 73 % et 79 % pour les discriminations des IIM à SCN et à pathogènes majeurs respectivement.

Pour McDougall et al., lorsqu'on s'intéresse à une chèvre en particulier, malgré l'impact des différents facteurs physiologiques précités, la connaissance du stade et du rang de lactation, ou encore d'un score de CMT, ne permet pas d'améliorer la valeur prédictive basée sur les CCSi (37), qui reste donc un outil majeur malgré ses imperfections. En opposition à cela, Haenlein propose d'interpréter les CCSi à la lumière du stade de lactation (*cf*. Figure 7), selon une régression des CCSi en fonction du stade de lactation (le coefficient de corrélation ($r^2 = 0,64$) est cependant faible).

1.2.3.2.3. Impact de l'atteinte lentivirale

Concernant une corrélation entre les CCSi et l'infection par le CAEV, les études divergent. Leitner et al. (76), Sanchez et al. (30) ainsi que Luengo et al. (31) ne trouvent pas de différence significative entre les chèvres séropositives et séronégatives concernant leur production et la prévalence d'IIM, alors que Nord et Ådnøy (77) ainsi que Turin et al. (78) trouvent que la séropositivité au CAEV est associée à une augmentation des CCSi.

Globalement, il ressort des différentes études que le CAEV induit une augmentation des CCSi chez les chèvres indemnes d'infection bactérienne, mais pas chez les chèvres porteuses de germes (30). Cette augmentation est du même ordre que lors d'une IIM à SCN (7).

1.2.4.   Impact sur la production

Les chèvres à CCSi élevée produisent moins de lait (2) (68) (79). Une étude de Baudry et al. (8) sur plusieurs milliers de chèvres, avec des comparaisons entre des lots d'animaux de même élevage, de même race et de même rang de lactation pour s'affranchir de l'impact de ces facteurs, met en évidence une perte de production laitière d'autant plus importante que les CCSi sont élevées. Dans cette étude, les chèvres sont catégorisées en 3 classes de CCSi :

- CCS1 : tous les comptages < 750 000 cellules sauf 1 au plus. Ces chèvres sont présumées saines.
- CCS2 : au moins 2 comptages > 750 000 cellules/mL ; au plus 2 comptages > 1 750 000 cellules/mL. Ces chèvres sont présumées infectées par des pathogènes mineurs.
- CCS3 : au moins 3 comptages > 1 750 000 cellules/mL. Ces chèvres sont présumées infectées par des pathogènes majeurs.

Les pertes de production laitière sont de l'ordre de 7 % (55 kg) pour des chèvres de la classe CCS2 et de 17 % (132 kg) pour des chèvres de la classe CCS3 (*cf.* Tableau IX).

Tableau IX : Production et composition du lait de chèvres en fonction de leur classe de CCS à 200 jours de lactation. Extrait de Baudry et al. (8).

	CCS1	CCSi moyennes et/ou fortes	Ecart absolu moyen	Ecart relatif moyen	Ecarts négatifs (% des lots)
Classes (effectif)	(4994)	CCS2+3 (5906)			
PL (kg)	788⁺	721°	-67	-8,5	79,2
TB (g/kg)	31,8⁺	31,5°	-0,3	-0,94	56,9
TP (g/kg)	28,6⁺	29,2°	0,6	2,1	25,5
Classes (effectif)	(4631)	CCS2 (4706)			
PL (kg)	789⁺	734°	-55	-7	74,3
TB (g/kg)	31,7⁺	31,4⁺	-0,3	-0,95	55,7
TP (g/kg)	28,6⁺	29,1°	0,5	1,7	33,6
Classes (effectif)	(564)	CCS3 (347)			
PL (kg)	778⁺	647°	-132	-17	92,7
TB (g/kg)	30,7⁺	31,1⁺	0,4	1,3	56,7
TP (g/kg)	28,5⁺	30,2°	1,6	5,6	4,9

PL : production laitière ; TB : taux butyreux ; TP : taux protéique. Des symboles différents (° et ⁺) sont attribués à des valeurs statistiquement différentes (p<0,05).

La dernière colonne du tableau correspond au pourcentage des lots qui répondent au critère étudié. Par exemple sur la première ligne : sur l'ensemble des lots, il y a une différence de production laitière entre les chèvres de classe CCS1 et les chèvres des classes CCS2+3 de 67 kg, et cette baisse a été observée dans 79,2 % des 404 lots étudiés (regroupant les 4994 chèvres CCS1 et les 5906 CCS2).

En outre, le lait des chèvres à fortes CCSi est autant sinon plus riche en protéines (taux de caséines similaire ou diminué mais plus de protéines solubles à cause de l'inflammation) (22) (43), et plus pauvres en gras et en lactose (diminution de capacité de sécrétion de la mamelle) (8) (43) (40) (62) (67) (79) (80) (81) (*cf.* Tableau X). Mais compte-tenu de l'impact sur la production laitière, les quantités totales de protéines et de matière grasse (MP et MG) sont diminuées dans des proportions de 25 et 31 % respectivement.

Tableau X : Incidence du degré d'inflammation de la mamelle sur la production laitière en 200 jours. Extrait de De Crémoux et al. (80).

CCSi (x 1000/mL)	N	Résultats à 200 jours de lactation				
		Lait (kg)	MG (kg)	MP (kg)	TB (g/kg)	TP (g/kg)
< 200	235	790	25,5	22,1	32,3	28,1
200 – 400	2169	723 (-8%)	23,0 (-10%)	20,3 (-8%)	31,8	28,0
400 – 800	6070	700 (-11%)	21,8 (-15%)	19,6 (-11%)	31,2	27,9
800 – 1 600	7841	660 (-16%)	20,5 (-20%)	18,6 (-16%)	31,1	28,2
1 600 – 3 200	4291	622 (-21%)	19,1 (-25%)	17,8 (-19%)	30,8	28,6
> 3 200	1054	571 (-28%)	17,5 (-31%)	16,6 (-25%)	30,6	29,1

N : nombre de chèvres ; MG : matière grasse ; MP : matière protéique ; TB : taux butyreux ; TP : taux protéique.

1.2.5.   Les CCS des laits de tank (CCSt)

En Poitou-Charentes, les CCSt sont en augmentation (+ 3,8 % par an entre 2001 et 2004) malgré la qualité bactériologique croissante en parallèle (-10,8 % du TBCt entre 1994 et 2004) (6). Une hypothèse récurrente pour expliquer cela est l'intensification de la production et l'augmentation de la production laitière par animal.

1.2.5.1. *Variations saisonnières des CCSt*

Une légère diminution des CCSt est observée en début de printemps (l'essentiel des mises-bas ayant lieu en hiver), suivie d'une augmentation progressive (du simple au double) jusqu'à l'hiver (ce qui correspond à la fin de lactation) (4) (3) (5) (*cf.* Figure 10). Etant donné les fortes variations saisonnières des CCSt, certains auteurs comme De Crémoux ont suggéré l'emploi de moyennes géométriques plutôt qu'arithmétiques, ce qui a été assez largement suivi par la suite (3).

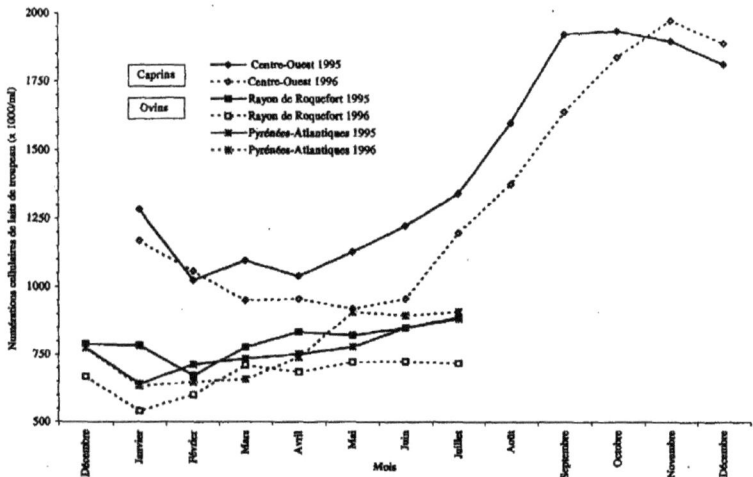

Figure 10 : Evolution mensuelle des moyennes arithmétiques des CCS des laits de tank dans les élevages caprins du Centre-Ouest de la France. Extrait de De Crémoux et al. (3).

Les CCSt connaissent des variations mensuelles, régulières d'une année sur l'autre (*cf.* Figure 11) qui s'expliquent notamment par l'intervention des facteurs stade de lactation (4) (5) et concentration (54 % du lait produit entre février et juin pour les résultats présentés Figure 10).

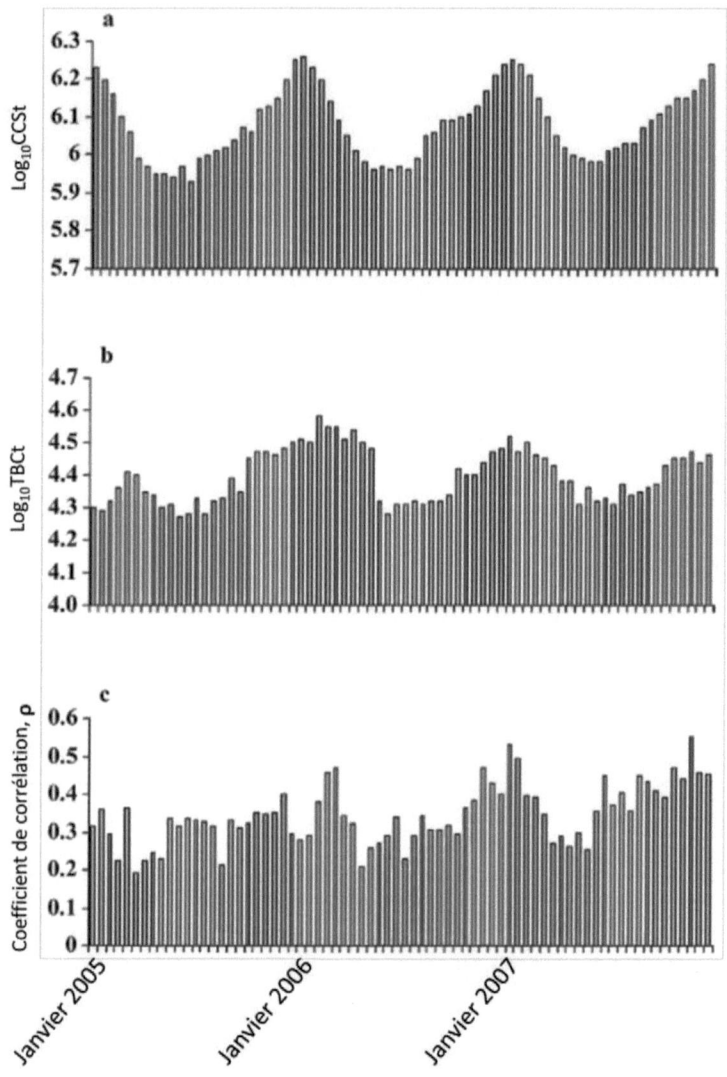

Figure 11 : a : $Log_{10}CCSt$ moyen ; b : $Log_{10}TBCt$ moyen ; c : coefficient de corrélation de Spearman entre le $log_{10}CCSt$ et le $log_{10}TBCt$, dans 287 à 317 troupeaux caprins. Extrait de Koop et al. (5).

La tendance est à des concentrations cellulaires élevées à la fin de l'automne et au début de l'hiver (qui correspondent par ailleurs à la fin de lactation), et plus faibles les mois d'été (milieu de lactation).

1.2.5.2. Relations entre les CCSt et les germes isolés

Peu d'études font cas de corrélations entre les concentrations en germes totaux et les CCSt (52) (59) (67) (82), et les coefficients de corrélation lorsqu'ils existent ne sont pas très élevés (*cf.* Figure 11, en moyenne 0,4). La co-variation des CCSt et du TBCt s'explique par les IIM d'une part, mais aussi le phénomène de dilution/concentration en fonction du stade de lactation.

Cependant, le taux de staphylocoques totaux (SC) est corrélé aux CCSt : une augmentation d'une unité logarithmique ($\log_{10}SC$) induit une augmentation de 100 000 cellules/mL (51). Par contre, *S. aureus* n'est pas corrélé au CCSt (en dépit de la forte élévation des CCSi lors d'une IIM à l'échelon individuel) du fait de sa faible prévalence dans les IIM.

Concernant les autres agents les plus fréquents, les taux d'autres pathogènes majeurs (streptocoques (51) et mycoplasmes) sont également associés à des hausses significatives des CCSt. Les coliformes en revanche ne sont corrélés ni au TBC/SPC, ni au CCSt, ce qui s'explique étant donné la grande variabilité d'un élevage à l'autre et leur faible participation à la flore totale (51), de l'ordre de 1 %.

1.2.5.3. Relations entre les CCSt et la prévalence d'IIM dans le troupeau

A partir du recueil des CCSi et des CCSt de 226 élevages, De Crémoux propose des règles d'interprétation des moyennes géométriques annuelles des CCSt pour estimer la prévalence d'IIM *via* les CCSi présumées (*cf.* Tableau XI).

Tableau XI : Répartition des chèvres en classes de CCSi suivant le CCSt. Extrait de De Crémoux (83).

CCSt (x 1000/mL)	CCS1 (%)	CCS2 (%)	CCS3 (%)
< 500	> 72	6 - 11	2
1 000 – 1 250	52 +/- 6,3	34,5 +/- 6,6	8,1 +/- 1,9
> 2 000	< 50	> 35	> 15

Cf. 1.2.4 pour la définition des classes de CCSi.

Pour des CCSt de l'ordre de 1 000 000 – 1 250 000 cellules/mL, près de 42 % des chèvres sont infectées, et pour des CCSt supérieures à 2 000 000 cellules/mL, plus de la moitié le sont. Les résultats sont parfois différents de ceux présentés dans ce tableau suivant les études mais restent dans des ordres de grandeur similaire. Bergonier et al. par exemple évoquent des pourcentages d'animaux infectés (tous agents confondus) de 30 +/- 12, 39 +/- 8 et 51 +/- 8 % pour des moyennes géométriques annuelles respectives de 750 000, 1 000 000 et 1 500 000 cellules/mL (19).

1.3. La lutte contre les mammites : fondements et mise en œuvre pratique

1.3.1. Epidémiologie analytique des IIM bactériennes

1.3.1.1. Sources de germes

1.3.1.1.1. Sources primaires

1.3.1.1.1.1. Animaux infectés

Les mamelles et les lésions des trayons infectées (staphylococcie cutanée, ecthyma contagieux, papillomatose, lésions dues aux conditions de traite, coupures) constituent le réservoir le plus important de germes, principalement de staphylocoques (11) (19). Mais ces derniers sont également très largement présents sur la peau et les muqueuses saines (84).

1.3.1.1.1.2. Environnement

1.3.1.1.1.2.1. Litière

Elle constitue le réservoir primaire des entérobactéries et des entérocoques (19). Mais on y retrouve également quasiment toutes les autres populations bactériennes, dont les staphylocoques (*cf.* Tableau XVII).

1.3.1.1.1.2.2. Eau

Les zones humides sont un milieu favorable à bon nombre de bactéries, et *Pseudomonas aeruginosa* est un germe qui s'y complait particulièrement (11).

1.3.1.1.1.2.3. Alimentation

Les aliments forment un réservoir restreint, comme en témoigne la faible prévalence des IIM dues aux agents qu'on peut y retrouver, tels que *Aspergillus fumigatus* et *Listeria monocytogenes*, agents pour lesquels ils constituent néanmoins la principale source.

Certains germes ont des réservoirs mixtes, c'est-à-dire autant animal qu'environnemental, parmi lesquels des streptocoques (*Streptococcus uberis* par exemple) et *Arcanobacterium pyogenes* (11).

1.3.1.1.2. Sources secondaires (ou accessoires)

Ce sont les endroits où on peut isoler des germes pathogènes, mais pas systématiquement. Entrent dans cette catégorie le matériel de traite, dont le rôle est prépondérant, et plus accessoirement le personnel (surtout pour les staphylocoques) (11), ainsi que le bâtiment, les équipements *etc.* (19).

1.3.1.2. Voies de contamination

Les mamelles des chèvres sont essentiellement contaminées par voie ascendante (les infections dues au CAEV ou aux mycoplasmes font exception, ainsi que vraisemblablement les infections à Listeria (25)). La principale voie de dissémination des mammites est la traite (11) (19). Plusieurs éléments peuvent être en cause, tant au niveau du matériel (mauvais état des manchons trayeurs par exemple) qu'au niveau de la technique de traite (entrées d'air et phénomènes d'impact…).

1.3.1.3. Facteurs de risque d'IIM

Nous n'élaborons pas ici une liste exhaustive mais nous contentons d'aborder les facteurs de risque principaux. Sont par exemple écartés volontairement la désinfection des mains du trayeur, dont l'effet bénéfique sur l'incidence des IIM a été démontré (17,8 *Vs* 8,6 % (85)), la détection précoce des mammites ou encore le respect des pratiques d'hygiène lors de traitement intramammaire.

Les facteurs de risque se regroupent en 4 points essentiels :
- Les éléments structuraux de l'élevage
- Les pratiques d'élevage (dont celles de traite)
- Le matériel de traite
- L'environnement

1.3.1.3.1. Eléments structuraux d'élevages (démographie du troupeau)

Une étude de De Crémoux et al. (86), menée sur 51 élevages dont au moins 6 CCSt étaient supérieures à 1 000 000 cellules/mL et au moins 2 supérieures à 1 500 000 cellules/mL, synthétise ses résultats sous la forme de risques relatifs RR, dont seuls les significatifs, c'est-à-dire dont l'intervalle de confiance à 95 % ne contient pas la valeur 1, sont reportés dans le Tableau XII et le Tableau XIII.

1.3.1.3.1.1. Proportion de primipares

L'augmentation de la proportion de primipares (en dehors de celles en lactation longue) aboutit à un taux de chèvres CCS1 (présumées saines sur la base des CCSi) plus élevé (RR = 1,02) ; le pourcentage d'IIM présumées quant à lui diminue (chèvres CCS2 et CCS3). Cela s'accompagne également d'un meilleur taux de guérison (86).

Une étude de Péretz et Bugnard a en outre montré que les élevages avec moins de 25 % de primipares présentaient un risque plus important de contamination du lait de tank par *S. aureus* que les élevages avec plus de 25 % de primipares (OR = 1,76) (87).

Réciproquement, une forte proportion de chèvres âgées contribue à des CCSt élevées (791 000 cellules/mL dans les élevages avec 18,1 % de chèvres en 5ème lactation et plus *Vs* 621 000 cellules/mL avec 14,4 % d'après des données recueillies dans 155 élevages (88)), ce qui s'explique facilement par l'effet rang de lactation (*cf.* 1.2.3.1.2).

1.3.1.3.1.2. *Proportion de chèvres en lactation longue*

Une proportion élevée de chèvres en lactation longue est liée à de plus fortes prévalence et incidence d'IIM, notamment en début de lactation (RR = 1,06 *cf.* Tableau XIII). Le Scouarnec et al. dans une enquête réalisée auprès de 100 élevages relatent une incidence d'IIM double dans les élevages où plus de 10 % des chèvres sont en lactation longue (25,2 *Vs* 12,1 %) (85). Une partie de l'explication réside dans le fait que les chèvres infectées en lactation longue joue un rôle de réservoir et contribuent à maintenir des teneurs en cellules élevées dans le lait de tank (88).

Tableau XII : Risques relatifs d'infections présumées sur l'ensemble de la lactation selon les pratiques mises en œuvre. Extrait de De Crémoux et al. (86).

	% de PS			% d'IIMP à Pm			% d'IIMP à PM		
	total	Lac1	Lac+	total	Lac1	Lac+	total	Lac1	Lac+
% de chèvres en lactation longue		0,97			1,02	0,99			
% de primipares (hors lactation longue)	1,02			0,99			0,99		
% de chèvres traitées au tarissement							0,85		0,81
% de réformes en cas d'IIMP				1,01		1,01			
Réforme sur critère de santé mammaire				0,95		0,93		0,59	
Instauration d'un ordre de traite				0,92		0,94		0,66	
Maîtrise de la technique de traite		1,54			0,82			0,60	
Limitation des risques d'impact	1,30			0,93		0,92			
Maîtrise de la surtraite		0,69		1,16	1,42	1,10			
Désinfection des trayons après la traite	0,78	0,75	0,67	1,05					

PS : présumées sains ; Pm : pathogènes mineurs ; PM : pathogènes majeurs ; Lac1 : primipares ; Lac+ : multipares ; IIMP : IIM présumée

Tableau XIII : Risques relatifs d'infections présumées à l'issue de la période sèche selon les pratiques mises en œuvre. Extrait de De Crémoux et al. (86).

	% de guérisons			% de nouvelles infections			% de PM		Inf. préc. des Lac1
	total	Pm	PM	total	Pm	PM	Incurables	Récidives	
% de chèvres en lactation longue				1,06	1,07	1,046	0,97		
% de primipares (hors lactation longue)	1,01		1,01				0,98	0,99	
% de chèvres traitées au tarissement	1,34	1,47	1,15	0,61	0,65	0,5338			
% de réformes en cas d'IIMP									
Réforme sur critère de santé mammaire		1,13						1,34	
Instauration d'un ordre de traite					1,44				
Maîtrise de la technique de traite	0,89	0,88			0,68				
Limitation des risques d'impact	1,11	1,22							0,70
Maîtrise de la surtraite	1,24	1,19	1,33	0,71	0,68				
Désinfection des trayons après la traite		0,90		1,44				0,81	0,75

Abréviations : cf. Tableau XII.

On constate cependant que tous ces RR sont relativement proches de 1 (de 0,97 à 1,07 pour les 2 premières lignes des 2 tableaux). Une étude complémentaire réalisée également par De Crémoux et al. sur 155 élevages conclut qu'en fait les paramètres structuraux influent davantage sur le profil d'évolution des CCSt plutôt que sur leur niveau moyen (cf. Figure 12). Seules l'absence (ou tout au moins la faible part) de chèvres en lactation longue et une faible proportion de chèvres âgées sont associées à des CCSt inférieurs à la moyenne (88).

Profils d'évolution des CCSt	MG (cellules/ml)	% LL	% Lac 1	%Lac5+	MB en saison	% de chèvres présumées saines : profil le plus représenté intra profil de CCSt
	791 000	6,5 ±11,4	34,0 ±13,8	18,1 ±9,3	42,1 %	
	621 000	0,9 ±1,2	40,9 ±22,9	14,4 ±13,4	62,5 %	
	1 034 000	11,7 ±12,6	40,2 ±10,3	15,7 ±8,2	11,4 %	
	1 144 000	5,5 ±8,1	31,7 ±12,7	19,9 ±12,3	50,0 %	
	1 447 000	9,5 ±12,6	34,5 ±11,4	20,5 ±9,3	17,8 %	

Figure 12: Caractéristiques moyennes des 155 élevages constituant les 5 classes de profils d'évolution des CCS de laits de tank. Extrait de De Crémoux et al. (88).

MG : moyenne géométrique annuelle ; LL : chèvres en lactation longue ; Lac 1 : primipares ; Lac 5+ : chèvres de > 5 ans ; MB en saison : % d'élevages avec des mises-bas en saison naturelle.

Ces résultats sont controversés, puisque d'autres auteurs associent de fortes proportions de chèvres en lactation longue à des CCSt équivalents à la moyenne, mais avec un écrêtement des fluctuations saisonnières qu'ils expliquent par un moindre effet dilution/concentration (5).

1.3.1.3.2. Pratiques d'élevage

1.3.1.3.2.1. Pratiques au cours de la traite

Le modèle épidémiologique des IIM bactériennes caprines est dit « de traite » (cf. 1.3.1.2). Les lésions des trayons sont une source de bactéries. Une traite agressive, un produit de trempage inadapté etc. sont autant de facteurs qui peuvent nuire à la santé du trayon, et par voie de conséquence favoriser la contamination de la mamelle, à l'instar des phénomènes d'impact.

La surtraite apparaît comme une pratique à risque dans les troupeaux à forte prévalence (RR de 1,16 pour les IIM à pathogènes majeurs, cf.

Tableau XII), mais ne semble pas poser trop de problèmes dans les élevages où la situation sanitaire est maîtrisée. L'effet de la soustraite n'est pas significatif.

1.3.1.3.2.2. Utilisation du désaisonnement

Le désaisonnement a été mis en lien avec une prévalence accrue d'IIM subcliniques (56,8 % *Vs* 49,5 % d'après l'interprétation des CCSt (86)). Les auteurs expliquent que cela tient à un étalement des mises-qui serait responsable d'une pression d'infection élevée dans l'élevage pendant un laps de temps plus long que lors de chevretages répartis sur une courte période. Une autre observation qui va dans le même sens est l'augmentation de la contamination des laits de tank par *S. aureus* au moment des mises-bas (*cf.* Figure 4).

1.3.1.3.2.3. Gestion des animaux atteints d'IIM clinique

Dans leur étude, Koop et al. trouvent de plus forts TBCt et CCSt où plus de 50 % des animaux souffrant d'une IIM clinique sont traités, en comparaison des élevages où plus de 50 % de ces mêmes animaux sont réformés (26 300 UFC/mL et 1 318 000 cellules/mL contre 23 400 et 1 202 000 respectivement) (5). Cela concorde avec le RR d'IIM à pathogènes mineurs lors de réformes des animaux atteints de mammites cliniques estimé à 0,95 par De Crémoux et al. (*cf.* Tableau XII).

1.3.1.3.3. Matériel de traite

Les élevages équipés de manchons trayeurs en plastique ont des TBCt et des CCSt plus faibles que ceux avec des manchons en silicone (22 900 UFC/mL et 1 202 000 cellules/mL contre 26 300 et 1 318 000 respectivement) (5). Ce pourrait être plus lié à la fréquence de changement qu'à la matière proprement dite. S'il est en effet conseillé de changer les manchons trayeurs tous les ans pour ceux en plastique, on parle davantage de 2 ans pour ceux en silicone.

L'âge des manchons (> ou <6 mois) et le lavage de la machine à traire (circuit ouvert ou fermé) sont aussi associés à un risque accru de contamination du tank par *S. aureus* (OR respectifs de 1,86 et 2,18) (87).

1.3.1.3.4. Environnement

Même si les IIM caprines sont plutôt des mammites de traite, la non-maîtrise de l'environnement constitue un risque d'IIM. C'est de plus une source de germes pour le lait de tank.

Le délai de curage (> ou <90 jours) et la ventilation (< ou >10 m^3 d'air/chèvre) sont des facteurs favorisants de contamination du tank par *S. aureus* (OR respectifs de 3,10 et 2,33) (87).

1.3.2.   Elimination des IIM

La lutte contre les IIM ainsi que la maîtrise des TBCt et des CCSt passent par l'élimination des IIM. Pour cela, 2 options sont envisageables : le traitement ou la réforme.

1.3.2.1. Traitement des chèvres infectées

Le traitement des IIM repose sur l'administration d'antibiotiques, par voie locale ou générale. Il convient de respecter une hygiène rigoureuse lors de traitement intramammaire. Avant toute application, le trayon doit être soigneusement désinfecté et l'embout introduit délicatement. Des cas d'IIM iatrogènes à *Pseudomonas aeruginosa* ou *Aspergillus fumigatus* ont été rapportés (18). Peu de produits disposant d'une AMM sont disponibles sur le marché. Des études menées in vitro montrent que les pénicillines ont une bonne activité sur les SCN, tandis que les macrolides et les tétracyclines sont peu actifs (2) (40) (89). Une étude portant sur une spécialité bovine (Synulox®) en cours de lactation a montré que le temps de rémanence du produit était double chez la chèvre, mais que le temps d'attente réglementaire de 7 jours couvrait cette durée (90).

Des traitements adjuvants tels que des anti-inflammatoires peuvent être utilisés en cas de mammites cliniques car ils améliorent la vitesse de guérison. Ils n'ont en revanche évidemment aucun impact sur le taux de guérison bactériologique (91).

1.3.2.1.1. En cours de lactation

Le coût du traitement rapporté à l'individu est relativement élevé en élevage caprin, et mérite d'être pris en compte. En effet, McDougall et al. concluent à une perte proche de 10 euros par chèvre lors de traitement d'une mammite subclinique selon leur budget partiel (44), et cela en dépit de taux de guérison largement supérieurs au taux de guérison spontané (52,6 Vs 12,4 %). Dans cette étude, le taux de guérison est amélioré pour les IIM à pathogènes mineurs (67 %), mais pas de manière significative lors d'IIM à pathogènes majeurs.

Le pourcentage de guérison au traitement varie entre 50 et 92,5 % suivant les études (46), et il augmente avec la proportion de primipares (88).

Le traitement des chèvres infectées permet bien évidemment de baisser leur CCSi (958 000 Vs 1 615 000 d'après McDougall et al. (44)).

1.3.2.1.2. Au tarissement

Le traitement des chèvres au tarissement est une mesure essentielle pour le maintien d'un niveau sanitaire acceptable. Bien conduit, il permet d'augmenter les taux de guérison, qui varie dans une fourchette de 50 à 90 % (46) (67), et de diminuer l'incidence des IIM au cours de la lactation suivante (effet sur le début de lactation). *Cf.* Tableau XIII : RR de 0,61 lors de traitement au tarissement pour les IIM à pathogènes mineurs et 1,34 pour le taux de guérison.

Le taux de guérison au tarissement est meilleur pour les SCN que pour *S. aureus* (75) (92) (*cf.* Tableau XIV). Cette étude de Mercier et al. conclut aussi à une réduction du taux de nouvelles infections en début de lactation de 20 % en valeur absolue, et 45 % en valeur relative par rapport au lot témoin.

Le traitement au tarissement permet en plus de diminuer considérablement les CCSi en début de lactation (42), de l'ordre de 320 000 cellules/mL (38). Poutrel et al. ont montré un effet significatif sur les CCSi au moins pendant les 75 premiers jours de lactation (75).

Tableau XIV : Guérisons bactériologiques par espèce bactérienne. Extrait de Mercier et al. (42).

	Lot témoin		Lot traité	
	N	% guérison	N	% guérison
S. epidermidis	22	59,1	55	96,4
S. caprae	21	66,7	28	100,0
S. chromogenes	10	90,0	21	95,2
Autres SCN	32	56,2	37	89,2
S. aureus	9	0,0	11	72,7
Autres bactéries	21	76,2	16	93,8
Total	115	60,0	168	93,5

N : nombre d'espèces bactériennes isolées au tarissement.

Pour ce qui est de sa mise en œuvre, le traitement sélectif paraît être la solution de choix en élevage caprin (coût + pertinence) (19), d'autant plus que l'incidence des IIM en début de lactation reste modeste (en comparaison de l'élevage bovin) (70). Le choix des chèvres à traiter se base essentiellement sur les CCSi - ou à défaut des résultats de CMT, et sur des antécédents de mammites au cours de la lactation, mais il peut aussi faire appel à des pratiques tele que le palpation des mamelles (93), ou encore à l'âge des animaux (augmentation de la prévalence des IIM avec le rang de lactation) (35). Il n'est à envisager que dans une situation où la prévalence n'est pas trop importante, auquel cas le traitement systématique peut être préféré (35) (67).

Une attention particulière doit être prêtée à la durée du tarissement. En effet, celle-ci, souvent inférieure à 2 mois, conditionne le délai de non-livraison du lait en début de lactation suivante. Par précaution et parce que des résidus d'antibiotiques ont été retrouvés dans le lait jusque 6-7 jours post-partum, plusieurs auteurs suggèrent de respecter un temps d'attente forfaitaire de 7 jours post-partum (11), qui coïncide avec le délai lié à la période colostrale.

1.3.2.2. Réformes des chèvres infectées

Les réformes constituent le deuxième moyen d'assainissement du cheptel. Lors d'IIM clinique sévère, il est de bon ton de procéder à une réforme immédiate, ou tout au moins d'écarter la chèvre malade de la traite. La réforme constitue d'ailleurs le meilleur moyen de lutte contre les IIM à *S. aureus* (18). Suivant les élevages (potentiel de renouvellement, prévalence des IIM), une telle conduite peut être préconisée pour toutes les IIM cliniques, et sur les chèvres à CCSi élevées.

Au tarissement, les réformes doivent concernées en priorité les animaux ayant présenté une IIM clinique au cours de la lactation, ou ayant une mamelle déséquilibrée / indurée, ainsi que les chèvres à CCSi élevées : chèvres CCS3 et une partie des CCS2 suivant les possibilités (19).

1.3.3. La prophylaxie des IIM

La prophylaxie contre les IIM se définit en 2 points : la lutte contre la contamination des trayons et la transmission des bactéries, ce qui sous-cntend en premier lieu une bonne maîtrise de la traite, et une maîtrise de l'environnement.

71

1.3.3.1. Mesures prophylactiques autour de la traite

1.3.3.1.1. Pratiques générales de traite

Les auteurs s'étant intéressés au problème des TBCt concluent que les problèmes de qualité microbiologique du lait sont essentiellement dus aux pratiques de traite et au délai de stockage du lait (52) (56).

Les recommandations en élevage caprin suivent les pratiques de traite de l'élevage bovin : bannir l'égouttage, limiter les entrées d'air (RR = 0,93 pour le pourcentage d'IIM à pathogènes mineurs et 1,3 pour le pourcentage de chèvres présumées saines), éviter la surtraite (particulièrement en milieu à forte prévalence) *etc.* permet de diminuer l'incidence d'infections intramammaires (*cf.* Tableau XII).

1.3.3.1.2. Post-trempage

Le post-trempage permet de réduire l'incidence des IIM de 30 à 40 %, avec un effet particulièrement marqué en début de lactation (15), c'est-à-dire au moment où elle est la plus élevée (19).

L'étude de Baudry et al., dont les résultats figurent dans le Tableau XV et le Tableau XVI, montre que la réduction du taux de nouvelles infections est plus forte lorsqu'on considère le sous-ensemble des hémi-mamelles saines en comparaison de leur ensemble (40,6 % *Vs* 31,8 % sur l'ensemble de la lactation). Ceci corrobore d'autres conclusions signifiant que l'utilité du post-trempage est surtout vérifiée dans des élevages à faible prévalence (3).

Les auteurs suggèrent que le plus faible taux de réduction en fin de lactation puisse être le fait de l'incidence des cas qui est plus forte en début de lactation.

Même si le post-trempage est globalement une mesure favorable (*cf.* Tableau XII, RR d'IIM à pathogènes mineurs égal à 0,92 pour les élevages pratiquant le post-trempage), tous les germes ne répondent pas de la même façon à cette mesure. *S. epidermidis* notamment est sensible au post-trempage : il est généralement peu présent dans les élevages où le post-trempage avec une solution de chlorhexidine ou d'iode est pratiqué, ce qui avait déjà été démontré chez la vache (34).

Tableau XV : Comparaison des taux de nouvelles infections des hémi-mamelles ayant fait ou non l'objet d'un post-trempage en fonction du stade de lactation des animaux. Extrait de Baudry et al. (15).

Stade moyen de lactation (jours)	Lot	Hémi-mamelles (Nb)	Nouvelles infections		Réduction (%) (Témoin-Traité)/Témoin
			Nb	Taux (%)	
64	Témoin	222	86	38,7	41,6
	Traité	221	50	22,6	
122	Témoin	212	58	27,4	28,6
	Traité	210	41	19,5	
177	Témoin	185	62	33,5	31,5
	Traité	183	42	23,0	
233	Témoin	99	24	24,2	5,1
	Traité	100	23	23,0	
Total	Témoin	718	230	32,0	31,8
	Traité	714	156	21,8	

Tableau XVI : Comparaison des taux de nouvelles infections des hémi-mamelles primitivement saines ayant fait ou non l'objet d'un post-trempage en fonction du stade de lactation des animaux. Extrait de Baudry et al. (15).

Stade moyen de lactation (jours)	Lot	Hémi-mamelles (Nb)	Nouvelles infections		Réduction (%) (Témoin-Traité)/Témoin
			Nb	Taux (%)	
64	Témoin	152	54	35,5	62,6
	Traité	158	21	13,3	
122	Témoin	132	35	26,5	34,0
	Traité	160	28	17,5	
177	Témoin	127	38	29,9	29,1
	Traité	132	28	21,2	
233	Témoin	57	10	17,5	-
	Traité	68	13	19,5	
Total	Témoin	468	137	29,3	40,6
	Traité	518	90	17,4	

1.3.3.1.3. Ordre de traite

L'instauration d'un ordre de traite (traite des primipares en premier) permet de diminuer la proportion d'infections intramammaires à pathogènes majeurs au sein de cette population (*cf.* Tableau XII, RR = 0,66) et celle d'IIM à pathogènes mineurs pour l'ensemble des chèvres (RR = 0,92). En revanche, les chèvres plus âgées mais saines se retrouvent donc soumises à une plus grande pression d'infection et le taux de nouvelles infections peut donc augmenter chez les multipares. Le bilan global reste toutefois en faveur du maintien d'un ordre de traite.

1.3.3.1.4. Entretien du matériel de traite

Il est nécessaire de faire contrôler la machine à traire régulièrement (1 fois par an). L'âge des manchons trayeurs (>6 mois) et le lavage en circuit ouvert sont notamment des facteurs de risque de contamination du lait de tank par *S. aureus* (OR respectifs de 2,18 et 1,86) (87). Il faut donc les changer régulièrement (tous les ans lorsqu'ils sont en plastique, tous les 2 ans lorsqu'ils sont en silicone) (19).

Le lavage de la machine à traire est primordial. Inévitablement des biofilms s'installent dans les canalisations, et des procédures rigoureuses sont donc de mise même si la flore utile est généralement majoritaire (94). Cependant, devant la qualité bactériologique croissante du lait, la possibilité de conserver les flores technologiques tout en évitant les flores indésirables (pathogènes et d'altération) a été investiguée. Des résultats de laboratoire prometteurs avaient été obtenus en supprimant le chlore et en utilisant plutôt du sulfate de sodium (NaSO$_4$), mais les résultats des études terrain se sont avérées plus mitigés : les capacités technologiques étaient bien conservées (amélioration des paramètres d'acidification et favorisation de la flore d'affinage), mais le risque de présence de *Pseudomonas spp.* était également plus important (x2) (95). Tormo et al. arguent néanmoins que pour conserver de bonnes aptitudes technologiques au lait, les procédures de nettoyage ne doivent pas être trop lourdes et la flore des trayons doit être conservée (55), ce qui n'est concevable que dans des élevages répondant à des critères d'hygiène stricts (propreté des mamelles notamment, ce qui implique une bonne maîtrise de l'environnement) et dans des contextes de faible prévalence d'IIM.

1.3.3.2. Maîtrise de l'environnement

Comme nous le disions précédemment, l'environnement n'est pas à négliger en dépit du modèle épidémiologique des IIM caprines qui correspond à des mammites dites de traite.

Dans les systèmes intensifs où les chèvres sont en stabulation permanente, le respect d'une bonne ventilation et d'une litière propre est primordial (ce qui passe aussi par une maîtrise de la densité animale). En effet, une étude de McDougall réalisée sur 99 chèvres à plus de 650 000 cellules/mL met en évidence une différence nette entre les prévalences des IIM chez des animaux en stabulation (28/50 étaient porteurs de germes) ou au pâturage (18/49), et ce alors que les moyennes des CCSi étaient semblables (20). De même une étude de Péretz et Bugnard révèle que la fréquence de curage (>90jours) et le volume d'air par chèvre (<10 m3) sont des facteurs de risque de contamination du lait de tank par *S. aureus* (OR respectifs de 2,53 et 2,33) (87).

L'impact de la nature de la litière sur la flore des trayons a été étudié chez la vache (*cf.* Tableau XVII). Nous n'avons pas recensé de telles données chez la chèvre. Il ressort d'une part que quel que soit le type de litière employé, le classement décroissant des flores est identique dans les litières et sur les trayons des vaches, et d'autre part, que la nature de la litière impacte le dénombrement des flores présentes sur ces litières, et par voie de conséquence celle des trayons des vaches. La litière paillée contient davantage de streptocoques et de staphylocoques que les litières de sciure ou de copeaux, mais moins de coliformes.

Tableau XVII : Classement décroissant des niveaux de germes des litières (UFC/g) après 1 à 3 semaines d'utilisation et des trayons des vaches (UFC/trayon) d'après Rendos et al., 1975. Extrait de Tormo et al. (55).

	Coliformes totaux		
Litières (n=9)	Sciure ($5,2.10^7$)	Copeaux de bois ($6,6.10^6$)	Paille ($3,1.10^6$)
Trayons (n=270)	Sciure (127)	Copeaux de bois (12)	Paille (8)
	Streptocoques (y compris entérocoques)		
Litières (n=9)	Paille ($5,3.10^7$)	Copeaux de bois ($1,1.10^7$)	Sciure ($8,6.10^6$)
Trayons (n=270)	Paille (2064)	Copeaux de bois (717)	Sciure (383)
	Staphylocoques (dominance SCN)		
Litières (n=9)	Paille ($2,2.10^9$)	Sciure ($3,1.10^8$)	Copeaux de bois ($4,9.10^7$)
Trayons (n=270)	Paille (9064)	Sciure (7218)	Copeaux de bois (1366)

Le contrôle de l'environnement est également important pour la prévention de la contamination du lait de tank par certains agents comme *L. monocytogenes*, qui est plus fréquemment isolée dans des élevages où la qualité de l'alimentation (ensilage) et les conditions de logement de chèvres sont médiocres (96).

D'autres mesures de prophylaxie sont ou on été envisagées, mais aucune ne bénéficie encore d'une réelle fiabilité ou d'un usage répandu sur le terrain. Elles se répartissent en 3 principales catégories :

- La vaccination : avec notamment des essais de vaccination contre *S. aureus* et *S. simulans*, dont l'efficacité a été prouvée chez les ovins mais pas les caprins. En outre, son efficacité reste toute relative car il permet de réduire la prévalence des IIM cliniques, mais pas subcliniques (18).
- Les tests sérologiques : bien que non utilisés en routine, certains ont montré leur efficacité. Dans une étude portant sur 556 chèvres dont 50 excrétrices de *S. aureus*, un test ELISA pour ce germe a montré une sensibilité et une spécificité de 84 et 82,6 % respectivement. Il présente notamment l'avantage de ne pas nécessiter de prélever aseptiquement le lait, d'être rapide et d'avoir un coût raisonnable (33).

- Les marqueurs indirects de l'inflammation : pour la majorité, il s'agit d'enzymes dont l'activité augmente en cas d'inflammation (N-acétyl-β-D-glucuronidase (97) (43) (79), β-glucuronidase (98), lactoferrine (97) (99) (100)). Des études sur la modification de la conductivité du lait ont été menées (37) (101), mais contrairement aux bovins peu d'applications concrètes ont été proposées du fait de leur nombre restreint.

2. Etude expérimentale

Malgré l'évolution générale favorable de la qualité bactériologique du lait caprin, la proportion d'élevages avec des numérations de germes et de cellules élevées reste importante. Les solutions apportées dans ces élevages, concernant majoritairement la méthode et le matériel de traite, sont souvent décevantes.

Aussi, les différents membres de la filière caprine ont initialement voulu caractériser les germes présents dans 14 élevages connaissant des épisodes récurrents de concentrations en germes et en cellules élevées. Ont été ensuite ajoutés à ce pool 6 élevages (qualifiés de « témoins ») dont la qualité cellulaire et bactériologique du lait était bonne. Les objectifs étaient d'identifier les flores responsables des élévations des TBCt et de relever les principaux facteurs d'élevages associés aux fortes concentrations en germes et cellules.

La chronologie du protocole suivi est résumée dans le diagramme ci-dessous (*cf.* Figure 13).

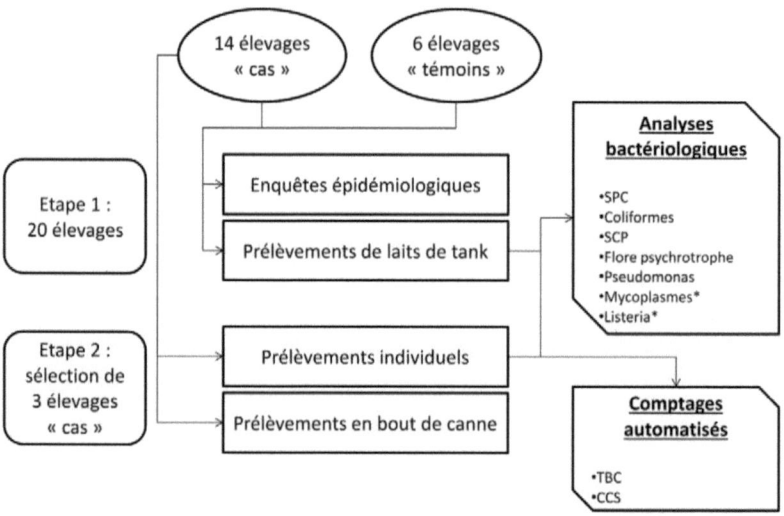

Figure 13 : Chronologie du protocole suivi au cours de l'étude.

* analyses menées uniquement sur les laits de tank.

2.1.   Matériels et méthodes

2.1.1.   Recrutement des élevages

Le recrutement a été fait conjointement par le Dr Jérôme Després et le LILCO (Laboratoire Interprofessionnel Laitier du Centre-Ouest). Deux lots d'élevages ont été constitués sur la base des résultats de leurs TBCt et CCSt en 2009 :

- un premier comportant 15 élevages « cas », pour lesquels des TBCt supérieurs à 50 000 UFC/mL ont été enregistrés, et dont les CCSt dépassent 2 000 000 cellules/mL. Parmi ceux-ci, 13 sont adhérents au Contrôle Laitier. Les problèmes de germes rencontrés duraient depuis plusieurs années pour les deux tiers d'entre eux, et depuis plusieurs mois pour l'autre tiers.
- le deuxième compte 6 élevages « témoins ». Leurs concentrations en germes ne dépassent pas la limite de 50 000 UFC/mL fixée par les laiteries (sauf un élevage pour lequel un seul contrôle excédait ce seuil). Tous sont adhérents au Contrôle Laitier.

2.1.2.   Recueil des prélèvements

Trois prélèvements mensuels de laits de tank en mai, juin et juillet 2010 ont été effectués en double dans chacun des 21 élevages de l'étude par un technicien du LILCO. Des fiches de demande d'analyses spécifiques étaient jointes à ces prélèvements. L'un d'entre eux était adressé au LILCO pour le dénombrement de la flore totale par le Bactoscan FC® et le comptage automatisé des CCSt par le Fossomatic® (méthodes employées en routine pour le paiement du lait), le dénombrement de la FMAR et le dénombrement de la flore psychrotrophe ; l'autre au LASAT pour le dénombrement des flores d'intérêt en hygiène alimentaire et la recherche de mycoplasmes.

Des prélèvements individuels ponctuels constitués d'un lait de mélange des 2 hémi-mamelles (de 19 ou 20 chèvres, dont 75 % avec au moins 3 CCSi > 2 000 000 cellules/mL et 25 % avec au moins 2 CCSi > 750 000 cellules/mL au cours de la lactation) ont été réalisés dans 3 des élevages cas entre septembre et décembre 2010. Les TBCi et CCSi ont été déterminés au LILCO, et les recherches bactériologiques au LASAT.

Enfin, 15 à 16 prélèvements dits « en bout de canne » (c'est-à-dire du lait de mélange issu d'un même lot avant qu'il ne rejoigne le tank) ont été réalisés au cours d'une traite dans les 3 élevages cas pour lesquels des prélèvements individuels avaient eu lieu le même jour.

2.1.3. Analyses bactériologiques et cellulaires

2.1.3.1. Analyses menées sur les prélèvements de lait de tank

Le LILCO a procédé aux analyses habituellement conduites pour déterminer le paiement du lait (comptage automatisé des germes totaux par le Bactoscan FC® et des cellules somatiques par le Fossomatic®).

Il était également chargé du dénombrement de la flore totale selon la norme ISO 4833, et du dénombrement de la flore psychrotrophe selon la norme ISO 8552. Celle-ci englobe l'ensemble des micro-organismes se développant à 21°C en 25 heures, ce qui représente donc un groupe un peu plus large que les germes psychrotrophes stricts (ensemble des micro-organismes se développant à 6,5°C en 10 jours).

Le LASAT a quant à lui dénombré les principales flores d'intérêt en hygiène alimentaire :

- Dénombrement des coliformes à 30°C (CC30) selon la norme NF V 08-050. Cette méthode permet de détecter environ 90 % des souches microbiennes appartenant au groupe des coliformes. Ce groupe est composé de germes fécaux et d'environnement.
- Dénombrement des coliformes thermotolérants à 44°C (CC44) selon la norme NF V 08-060. C'est un groupe plus restreint que le précédent, qui ne comporte quasiment que des germes fécaux.
- Dénombrement des *Pseudomonas spp.* selon la norme NF V 04-504.

- Dénombrement des SCP à l'aide d'une technique sans confirmation selon NF EN ISO 6888-2.
- Recherche et dénombrement des *Listeria* selon une méthode validée AFNOR (Association Française de NORmalisation) : Rapid' L Mono.

C'est aussi au LASAT qu'ont été recherchés les mycoplasmes, suivant une méthode issue du mode opératoire des textes de référence BA 110 Programme 116 du COFRAC (COmité FRançais d'ACcréditation).

2.1.3.2. Analyses menées sur les prélèvements individuels et « en bout de canne »

Sur les prélèvements individuels et en bout de canne, seules les analyses de routine (c'est-à-dire les comptages automatisés des germes totaux et des CCS) ont été réalisées au LILCO.

Le reste des analyses a eu lieu au LASAT : les coliformes à 30 et à 44°C, les *Pseudomonas spp.* ainsi que les SCP ont été dénombrés selon les mêmes procédures que pour les laits de mélange (*cf.* 2.1.3.1), et la FMAR a été dénombrée selon la norme ISO 4833 (à l'instar des prélèvements de laits de tank dont les analyses étaient réalisées au LILCO).

Les recherches de *Listeria* et de mycoplasmes n'ont pas été réalisées étant donné qu'aucun prélèvement de lait de tank n'était positif en *Listeria* et que la prévalence des mycoplasmes dans les laits de tank était faible (13 élevages négatifs, 4 avec un prélèvement positif, 2 avec 2 prélèvements positifs et 1 avec les 3 prélèvements positifs).

2.1.4.   Enquêtes d'élevages

Les enquêtes se scindent en 2 volets : une partie « commémoratifs et questionnaire infections mammaires », qui s'intéresse plus particulièrement aux données épidémiologiques, et une autre partie « installation de traite », centrée sur l'utilisation et l'hygiène du matériel de traite. Les questionnaires vierges sont disponibles en annexe.

Concernant le premier volet, elles ont été effectuées par 6 personnes différentes : des vétérinaires libéraux, des techniciens de laiterie et moi-même. Dans le second questionnaire (réalisé par plusieurs techniciens de laiterie), la très large majorité des variables prenait la même modalité dans l'ensemble des élevages interrogés (les bonnes pratiques sont globalement respectées par tous). De plus, les seules variables exploitables pour différencier les élevages - c'est-à-dire prenant plusieurs modalités - étaient déjà présentes dans le premier questionnaire. En conséquence, les données présentées sont toutes issues du premier volet « commémoratifs et questionnaire infections mammaires ». 14/15 élevages cas et les 6 élevages témoins ont été enquêtés. Pour cette raison, l'élevage cas ne l'ayant pas été a été exclu de l'étude.

2.1.5.   Variables de l'étude

2.1.5.1. Transformation des données, création de nouvelles variables

Quelques variables pour être exploitées ont fait l'objet de transformations. Certaines d'entre elles, simples, sont expliquées ci-après dans les tableaux descriptifs des différentes variables. La seule ayant été créée selon un calcul plus complexe est le mois moyen de lactation.

A partir des saisons des mises-bas et des taux de renouvellement recueillis pour chaque élevage, cette nouvelle variable continue a été élaborée selon la méthode utilisée par Koop et al. (5). Pour chaque mois, on calcule le nombre A d'élevages où il y a des mises-bas. On appelle B la somme de ces nombres A sur les 12 mois de l'année. Chaque ratio A/B pour un mois donné constitue la fraction mensuelle d'élevages où surviennent des mises-bas. On estime que cette fraction est à 0,5 mois de lactation. Le mois moyen de lactation pour l'ensemble des élevages est alors pour le mois n : $0,5 \times \text{fraction}_n + 1,5 \times \text{fraction}_{n-1} \ldots + 11,5 \times \text{fraction}$

n-11. Cela suppose que les mises-bas aient lieu au même moment d'une année sur l'autre, ce qui est majoritairement le cas.

Pour tenir compte de la démographie des troupeaux, ces calculs ont été réalisés tout d'abord séparément pour les chèvres ($M_{chèvres}$) et pour les primipares ($M_{primipares}$). Le mois moyen de lactation global (M) a quant à lui été estimé dans un deuxième temps en considérant que le nombre de primipares est équivalent au nombre de chevrettes de renouvellement (x). On obtient donc :

$M = (z/y) \times M_{chèvres} + (x/y) \times M_{primipares}$ où z est le nombre de multipares et y le nombre total de chèvres en lactation.

Soit après simplification $\boxed{M = M_{chèvres} + (M_{primipares} - M_{chèvres}) \times T}$ où T est le taux de renouvellement ($T = x/y$).

2.1.5.2. Description et codage des différentes variables

2.1.5.2.1. Variables quantitatives

Les variables quantitatives, énumérées dans le Tableau XVIII, sont des variables continues et ne sont donc pas codées.

2.1.5.2.1. Variables qualitatives

Chaque modalité d'une variable qualitative est associée à une valeur numérique. Ces dernières permettront ensuite d'établir et d'interpréter des corrélations négatives ou au contraire positives entre les différentes variables. Autant que faire se peut, le codage a été mis en place de telle sorte que chaque corrélation attendue entre une variable donnée et les CCSt (en référence à la bibliographie) soit positive (par exemple les variables Race et Syst d'abreuv échappent évidemment à cette logique).

Les variables qualitatives sont recensées dans le Tableau XIX.

Tableau XVIII : Variables quantitatives de l'étude.

Variable	Description
CCSt 2009	Moyenne géométrique des CCSt mensuelles de 2009
CCSt enq	Moyenne géométrique des CCSt des 3 mois d'enquête
TBCt 2009	Moyenne géométrique des TBCt mensuels de 2009
TBCt enq	Moyenne des TBCt mensuels des 3 mois d'enquête
SPCt enq	Moyenne des dénombrements de la FMAR
Psychro	Moyenne des dénombrements de la flore psychrotrophe
% Psychro	Psychro / SPCt enq
Pseudo	Moyenne des dénombrements des *Pseudomonas spp.*
% Pseudo	Pseudo / SPCt enq
SCP	Moyenne des dénombrements des SCP
% SCP	SCP / SPCt enq
CC30	Moyenne des dénombrements des coliformes à 30°C
% CC30	CC30 / SPCt enq
CC44	Moyenne des dénombrements des coliformes à 44°C
%CC44	CC44 / SPCt enq
Eff	Nombre de chèvres en production dans l'élevage en 2009
Eff chevrettes	Nombre de chevrettes de renouvellement dans l'élevage en 2009
Tx renouv	Taux de renouvellement = Eff chevrettes / Eff
Quota	Référence de production laitière en 2009
% Mort	Pourcentage de mortalité totale au sein de l'élevage en 2009
Nb réf	Nombre de réformes sur l'année 2009
% Réf	Pourcentage de réforme en 2009 = Nb réf / Eff
Nb mois	Nombre de mois où il y a des mises-bas dans l'élevage au cours de l'année (chèvres et chevrettes confondues)
% LL	Pourcentage de chèvres en lactation longue par rapport au nombre total de chèvres en production
Nb cp/syst d'abreuv	Nombre de chèvres productrices par pipette / abreuvoir à niveau constant
Nb trayeurs	Nombre de trayeurs réguliers dans l'élevage (non systématiquement égal au nombre de trayeurs présents à chaque traite)

Tableau XIX : Description et codage des variables qualitatives.

Variable	Description	Modalité	Codage Sigle	Codage Num
Statut myc	Statut « mycoplasme » de l'élevage avant l'enquête	négatif	0MY	1
		inconnu	MY ?	2
		positif	MYC	3
% M déséq	Pourcentage de chèvres ayant une mamelle déséquilibrée	<5 %	MD1	1
		5< <10 %	MD2	2
		>10 %	MD3	3
Syst d'abreuv	Nature du système d'abreuvement des chèvres	pipette	PIP	1
		abreuvoir à niveau constant	ANC	2
		mixte	MIX	3
Fréq curage	Fréquence annuelle de curage des aires paillées	>6 fois/an	FC3	1
		6 fois/an	FC2	2
		<6 fois/an	FC1	3
Chgt trayeur	Fréquence de changement de trayeur	jamais	0CH	1
		peu souvent	CH1	2
		souvent	CH2	3
Race	Race des chèvres de l'élevage	Alpine	ALP	1
		Saanen	SAA	2
		mixte	2RA	3
Analyse eau	Potabilité de l'eau de consommation des chèvres	potable	POT	1
		non potable	0PO	2
Origine eau	Provenance de l'eau de consommation des chèvres	réseau	RES	1
		puits ou forage	POF	2
Sol	Nature du sol des aires paillées	béton	BET	1
		terre battue	TER	2
Fréq paillage	Fréquence de paillage	quotidien	FP	1
		moins d'une fois/j	0FP	2
Laits myco+	Résultat des recherches de mycoplasmes sur les laits de tank au cours de l'enquête	négatif	0LM	1
		au moins un échantillon positif	LM	2
Qté paille	Quantité de paille par caprin et par jour	>0,5 kg/cp/j	QP	1
		<0,5 kg/cp/j	0QP	2
Litière	Etat global des aires paillées	sèche	LIT	1
		humide	0LI	2
Asséch litière	Utilisation d'asséchant de litière, même ponctuel	oui	ALI	1
		non	0AL	2
ZH	Présence de zones humides sur les aires paillées	non	0ZH	1
		oui	ZH	2
Surface	Surface disponible par chèvre productrice	>1,5 m²/cp/j	SUR	1
		<1,5 m²/cp/j	0SU	2
Ventilation	Qualité de la ventilation au sein du bâtiment	satisfaisante	VEN	1
		non satisfaisante	0VE	2
Désinf bât	Désinfection du bâtiment	oui	DB	1
		non	0DB	2
Fréq dérat	Fréquence de dératisation	>=4 fois/an	FR	1
		<4 fois/an	0FR	2

Variable	Description	Modalité	Codage Sigle	Num
Désinsect	Pratique de désinsectisation	oui	DI	1
		non	0DI	2
LL	Présence de chèvres en lactation longue	non	0LL	1
		oui	LL	2
Désaisonnement	Pratique du désaisonnement	oui	DES	1
		non	0DE	2
Nb postes/trayeur	Nombre de postes de traite par trayeur présent	<=16 postes/trayeur	NP	1
		>16 postes/trayeur	0NP	2
Nett mains	Nettoyage des mains du trayeur avant la traite	oui	NM	1
		non	0NM	2
Ordre	Ordre de traite instauré (les primipares avant les chèvres)	oui	ORD	1
		non	0OR	2
Pré-tremp	Pratique du pré-trempage	oui	PT	1
		non	0PT	2
Post-tremp	Pratique du post-trempage	oui	Pt	1
		non	0Pt	2
Obs. 1ers jets	Observation des premiers jets de laits avant la traite	oui	JET	1
		non	0JE	2
% GG	Proportion de chèvres ayant des « gros genoux »	<5%	%G1	1
		5< <10%	%G2	2
Analyse myc	Analyse régulière sur le lait de tank pour une recherche de mycoplasmes	oui	AMY	1
		non	0AM	2
Symptômes	Détection des animaux souffrant de mammite clinique	satisfaisante	SYM	1
		tardive	0SY	2
Précocité ttt	Délai de mise en place du traitement	dès la détection	PRE	1
		différé	0PR	2
Ttt local	Instauration systématique d'un traitement par voie locale en cas de mammite clinique	oui	TL	1
		non	0TL	2
Ttt général	Instauration systématique d'un traitement par voie générale en cas de mammite clinique	oui	TG	1
		non	0TG	2
Conduite	Conduite au tarissement	progressif	PRO	1
		brutal	BRU	2
Ttt tarissement	Instauration d'un traitement systématique au tarissement	oui	TT	1
		non	0TT	2
Ttt local tarissement	Instauration d'un traitement systématique par voie locale au tarissement	oui	Tl	1
		non	0Tl	2
Ttt général tarissement	Instauration d'un traitement systématique par voie générale au tarissement	oui	Tg	1
		non	0Tg	2
Désinfection trayon	Désinfection systématique du trayon avant l'application d'une suspension intra-mammaire	oui	DT	1
		non	0DT	2

Variable	Description	Modalité	Codage	
			Sigle	Num
Réf sur CCSi	Prise en compte des CCSi lors de la décision de réforme des chèvres (dans les 3 premiers critères de choix)	oui	RC	1
		non	0RC	2
Réf sur perte ½ mamelle	Prise en compte de la perte d'une ½ mamelle comme critère de réforme	oui	RM	1
		non	0RM	2
Réf sur M déséq	Prise en compte du déséquilibre de la mamelle comme critère de réforme	oui	RD	1
		non	0RD	2
Réf sur abcès	Prise en compte de la présence d'abcès de la mamelle comme critère de réforme	oui	RA	1
		non	0RA	2
Réf sur induration	Prise en compte de la présence d'induration comme critère de réforme	oui	RI	1
		non	0RI	2
Pb suite mam clin	apparition des problèmes de CCSt et de TBCt suite à un nombre important de mammites cliniques	non	0MC	1
		oui	MC	2
Mortalité suite mam clin	Mortalité due à des mammites cliniques au sein de l'élevage	non	0MM	1
		oui	MM	2
Evolution effectif	Evolution du nombre de chèvres en production	stable	STA	1
		en augmentation	AUG	2
Statut CAEV	Statut de l'élevage vis-à-vis du CAEV	Indemne	0CA	1
		non indemne	CAE	2

Num. : valeur numérique attribuée pour le calcul des corrélations.

2.1.6. Plan d'analyse

2.1.6.1. Descriptif cas / témoins de la situation en 2009

Les élevages cas et témoins ont dans un premier temps été comparés sur la base de leurs CCSt 2009 et TBCt 2009, logiquement différents puisqu'ils constituaient le critère de sélection, ainsi que sur leurs saisons de mise-bas et leurs mois moyens de lactation (ces deux dernières variables étant relativement stables d'une année sur l'autre).

2.1.6.2. Analyse des flores isolées

Ces résultats se scindent en trois sous-parties selon le type d'échantillons analysés.

- Tout d'abord les laits de tank : les deux méthodes de comptage des germes totaux (comptage automatisé - TBCt enq - et dénombrement après culture - SPCt enq) sont comparées, puis les proportions des différents types de germes sont ensuite exposées. Enfin, une AFCM (Analyse Factorielle des Correspondances Multiples) a été réalisée sur SPCt enq, % CC30, % SCP et % Psychro, pour visualiser les associations entre ces différentes flores et la concentration en germes totaux.
- Viennent ensuite les résultats des prélèvements répétés au cours d'une même traite.
- Et en dernier ceux portant sur les prélèvements individuels de chèvres.

2.1.6.3. Analyse des variables d'enquête

2.1.6.3.1. Analyse des variables entre les populations cas et témoin

Pour chaque variable, les élevages cas et témoins sont comparés entre eux pour rechercher si certaines d'entre elles sont significativement différentes dans les deux lots.

2.1.6.3.2. Analyse sur l'ensemble des 20 élevages

Les 20 élevages sont ensuite réunis en un seul et même lot pour étudier les différentes variables exposées en 2.1.5.2. Ce choix repose sur deux constats. Premièrement cela donne plus de poids aux tests utilisés que de garder 2 lots distincts dont un de 6 élevages, et deuxièmement les principales variables d'intérêt (CCSt et TBCt/SPCt) sont des variables continues - on a donc un continuum d'élevages en dépit des différences significatives de ces paramètres entre les 2 populations.

Les corrélations entre variables sont recherchées à la fois pour leur valeur informative et pour discriminer celles qui feront l'objet de l'AFCM finale ayant pour but de hiérarchiser les facteurs impactant les CCSt (nous n'emploierons pas les CCSt et les TBCt dans cette analyse étant donné que ces 2 variables sont très fortement corrélés (p = 3,6. 10^{-7})). L''impact des différentes variables sur les CCSt et les TBCt aura été auparavant évalué variable par variable.

2.1.6.4. Tests et logiciels utilisés

Compte-tenu des conditions de l'étude (20 élevages au total, 14 cas et 6 témoins, et distribution non normale des variables), des tests non paramétriques ont été privilégiés (réalisés sur le logiciel StatMost®). Pour les mêmes raisons d'effectif, nous prenons le parti de choisir un risque de première espèce de 10 %.

Toutes les corrélations évoquées sont des corrélations de Spearman[1].

Pour les comparaisons entre cas et témoins, des tests de Mann et Whitney[2] ont été utilisés. Dans le cas particulier de la comparaison des comptages de germes totaux (Bactoscan FC® et dénombrement après

---

[1] : Ce test détecte des corrélations monotones non pas entre les valeurs intrinsèques des variables, mais entre leurs rangs. On peut donc appliquer ce test à des variables numériques (les CCSt par exemple) mais également ordinales, telles que le pourcentage de mamelles déséquilibrées que nous avons codé 1, 2 ou 3 (*cf.* Tableau XIX).

[2] : Ce sont des tests de comparaison de deux distributions (cas *Vs* témoins par exemple, ou CCSt des élevages suivant la mise en place ou pas d'une pratique donnée) qui - à l'instar des corrélations de Spearman, n'utilisent pas les valeurs prises par les variables, mais leurs rangs une fois réunies dans un même ensemble (par exemple si une variable X prend les valeurs 10, 100 et 40 dans une population A et 200, 60 et 20 dans une population B, leurs rangs respectifs seront 1, 5 et 3 d'une part, ainsi que 6, 4 et 2 d'autre part).

culture), le test de Wilcoxon[2] est choisi car il s'agit d'échantillons dépendants.

Pour évaluer les effets d'une variable donnée sur les CCSt ou les TBCt :

- si cette variable est à 2 modalités, le test de Mann et Whitney est employé.
- si elle compte 3 modalités, nous appliquons le test de Kruskal-Wallis (qui correspond à une extension du test de Mann et Whitney dans un ensemble de 3 populations ou plus).

Enfin, pour évaluer les associations des différents types de flores dénombrées, ainsi que celles des indicateurs et pratiques d'élevage avec les CCSt, des AFCM ont été mises en œuvre (Analyse Factorielle des Correspondances Multiples) sur le logiciel Stat-itcf®. Le but d'une AFCM est de restituer le maximum d'information contenu dans un tableau de données sous une forme synthétique, et en particulier graphique. Il s'agit donc en quelque sorte d'une condensation de l'information, qui s'accompagne inévitablement d'une légère déformation de la réalité des données initiales. On dispose cependant d'outils permettant d'apprécier si les associations observées sont dues à cette déformation ou non. Cette analyse est descriptive et n'a aucun caractère inférentiel, mais présente l'avantage par rapport aux tests précédents de prendre en compte simultanément plusieurs paramètres et de visualiser leurs interactions.

2.2. Résultats

2.2.1. Caractéristiques des élevages sélectionnés

2.2.1.1. Caractéristiques générales

Les troupeaux de l'étude sont majoritairement constitués de chèvres d'une seule race (chèvres Alpines dans 9/14 élevages cas et 3/6 élevages témoins, Saanen dans 3/6 élevages témoins). Les 5/20 élevages restants sont constitués de chèvres Alpines, Saanen et croisées. Le Tableau XX résume les moyennes des principales caractéristiques des exploitations étudiées.

Tableau XX : Caractéristiques générales des 2 lots d'élevages

	Elevages cas (n=14)	Elevages témoins (n=6)
Référence (x 1000 litres)	350 (60-700)	239 (158-410)
Effectif chèvres	332 (115-1350)	224 (130-490)
Effectif chevrettes	110 (25-500)	71 (50- 160)
Taux de renouvellement (%)	34,5 (24,0-45,2)	32,2 (26,0-46,2)
Taux de réforme (%)	21,6 (6,9-33,9)	25,0 (19,9-32,9)
Taux de mortalité (%)	10,2° (5,0-20,7)	4,4* (1,3-10,0)

Les données sont des moyennes arithmétiques sauf les effectifs qui sont des moyennes géométriques (les chiffres entre parenthèses correspondent au minimum et au maximum observés) ; des symboles différents en exposant au sein d'une même ligne traduisent des différences significatives (p<0,05).

17 élevages sur les 20 enquêtés (11 élevages cas et les 6 témoins) gèrent leur troupeau par lot, avec comme critères principaux l'âge des animaux (primipares / multipares) et la période de mise-bas.

2.2.1.2. Saison de reproduction

Les mises-bas (MB) ont lieu en grande partie en février-mars, où plus de 85 % des élevages sont alors concernés (cf. Figure 14). La proportion d'élevages où surviennent des MB est comprise entre 35 et 55 % entre les mois de novembre et de janvier.

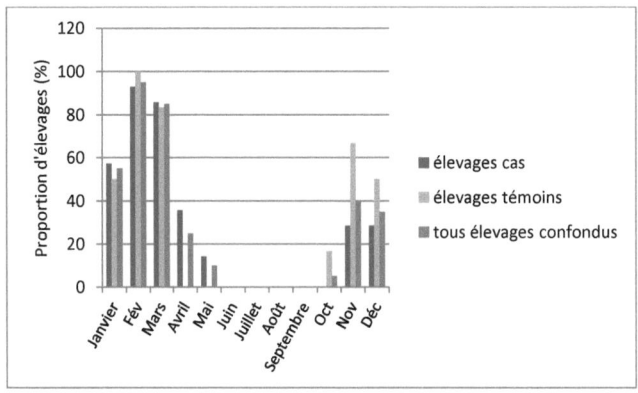

Figure 14 : Proportion d'élevages avec des mises-bas (en %), chèvres et chevrettes confondues.

La saison des MB est légèrement plus étalée (1 mois supplémentaire) pour les élevages cas que pour les élevages témoins. Cet effet est dû à des MB plus prolongées dans le temps pour les chevrettes chez les élevages cas par rapport aux témoins (*cf.* Figure 15), les MB des chèvres ont en revanche une durée plus proches entre les 2 lots d'élevages (*cf.* Figure 16).

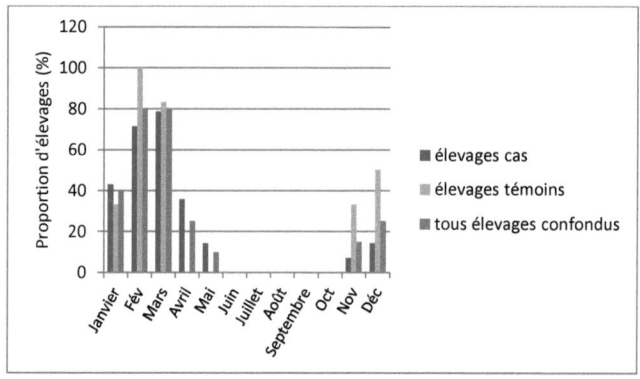

Figure 15 : Proportion d'élevages avec des mises-bas de chevrettes dans les 2 lots d'élevages (%).

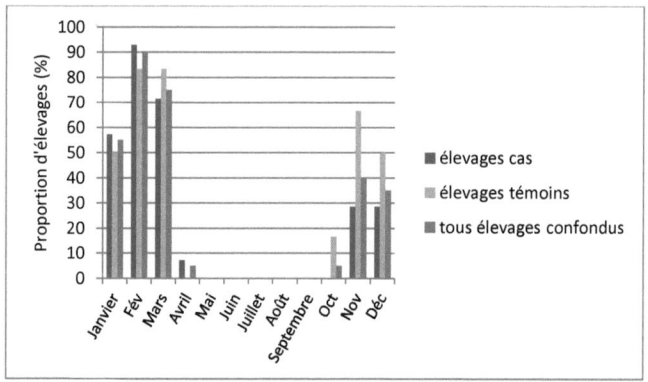

Figure 16 : Proportion d'élevages avec des mises-bas des chèvres dans les 2 lots d'élevages (%).

2.2.1.3. Situation en 2009

2.2.1.3.1. Evolution du mois moyen de lactation

Le mois moyen de lactation décroît au cours de l'hiver de 7 à 2,5 mois environ, conséquence directe du grand nombre de mises-bas à cette époque. Il augmente ensuite à partir du printemps jusqu'à atteindre 8,5-9 mois en octobre, avant d'amorcer un léger déclin à l'automne, avec la reprise des mises-bas. Le mois moyen de lactation varie peu entre les élevages cas et témoins (*cf.* Figure 17).

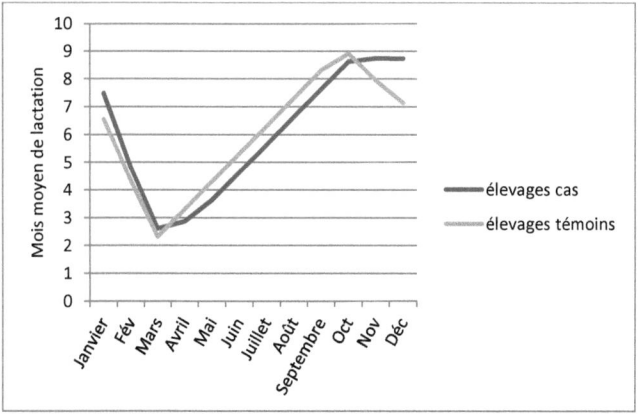

Figure 17 : Evolutions mensuelles des mois moyens de lactation des élevages cas et témoins au cours de l'année 2009.

2.2.1.3.2. Variations saisonnières des TBCt

Dans les élevages témoins, le TBCt présente peu de variations saisonnières. Ces dernières sont en revanche marquées dans les élevages cas : le TBCt augmente au cours du printemps et l'été, pour décroître ensuite à l'automne (*cf.* Figure 18).

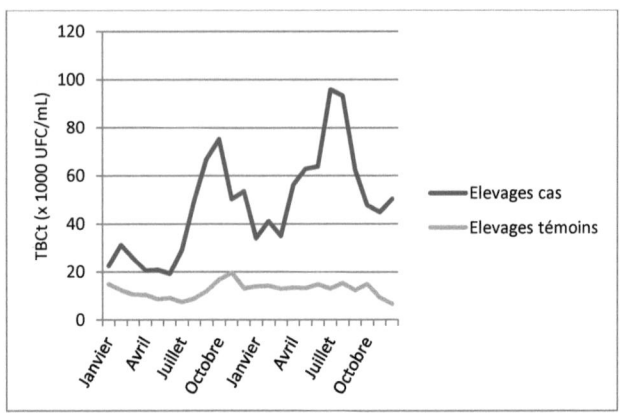

Figure 18 : Evolutions mensuelles des TBCt (en milliers d'UFC/mL) des élevages cas et témoins de janvier 2008 à décembre 2009.

Le TBCt des élevages cas ne suit pas scrupuleusement le mois moyen de lactation des élevages (*cf*. Figure 19). Il est à son pic en été et décroît ensuite alors que le mois moyen de lactation continue de progresser jusqu'en octobre.

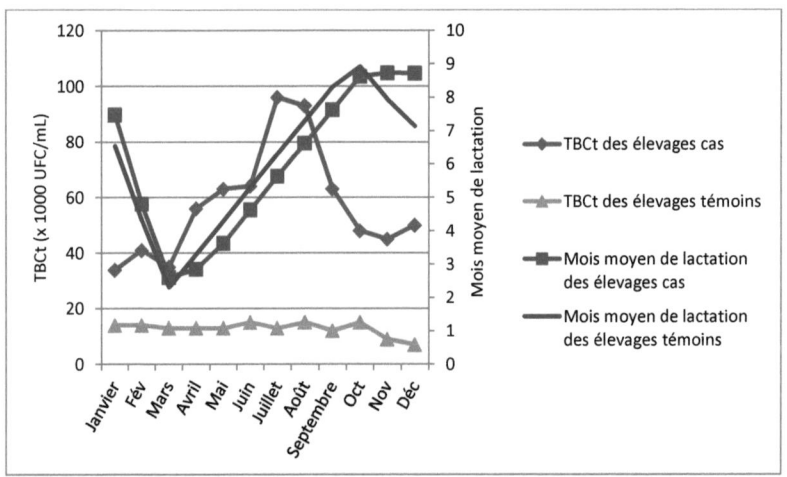

Figure 19 : Evolutions mensuelles des TBCt des élevages cas et témoins et de leurs mois moyens de lactation respectifs au cours de l'année 2009.

Les moyennes géométriques des TBCt de 2009 différent significativement entre les 2 lots d'élevages (p<0,05). La moyenne annuelle des élevages témoins est de 13 000 UFC/mL, avec des extrêmes mensuels de 7 et 15 000 UFC/mL, alors qu'elle est de 61 000 UFC/mL dans les élevages cas, avec des extrêmes mensuels de 34 et 96 000 UFC/mL.

2.2.1.3.3. Variations saisonnières des CCSt

Dans les élevages témoins comme dans les élevages cas, les CCSt présentent des variations saisonnières. Elles doublent globalement entre le printemps et l'automne suivant (de 1,5-2 000 000 à 3,5-4 000 000 cellules/mL pour les élevages cas, et de 1 à 2 000 000 cellules/mL pour les élevages témoins (*cf.* Figure 20).

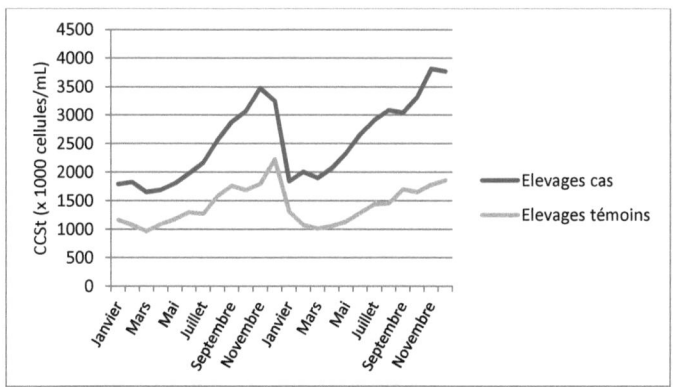

Figure 20 : Evolutions mensuelles des CCSt (en milliers de cellules/mL) des élevages cas et témoins de janvier 2008 à décembre 2009.

Dans les élevages cas comme dans les élevages témoins, les CCSt augmentent parallèlement au mois moyen de lactation (*cf.* Figure 21), les deux variables sont corrélées de manière significative ($p < 0,05$).

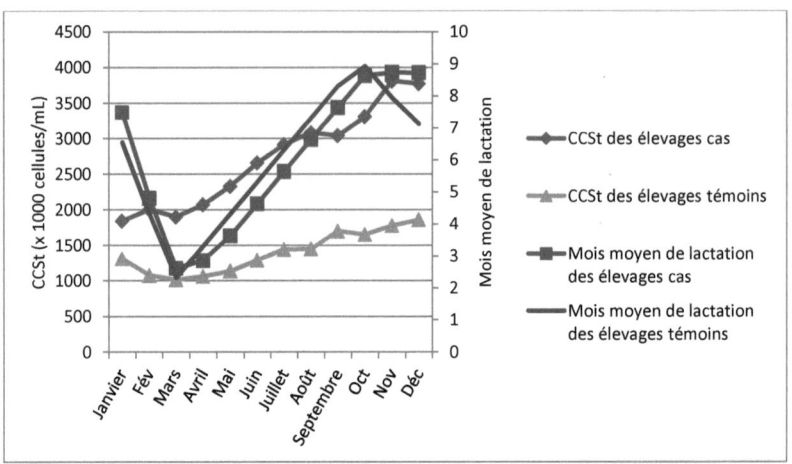

Figure 21 : Evolutions mensuelles des CCSt des élevages cas et témoins et de leurs mois moyens de lactation respectifs au cours de l'année 2009.

Cet effet est particulièrement observable sur les élevages témoins, pour lesquels les CCSt diminuent légèrement en début de lactation (de 1 300 000 à 1 000 000 cellules/mL) et réaugmentent ensuite. Dans les élevages cas, cet effet de début de lactation ne se remarque pas, les CCSt croissent de janvier à décembre.

Les moyennes géométriques des CCSt de 2009 diffèrent significativement (p<0,05) entre les 2 lots d'élevages. La moyenne annuelle est de 2 668 000 cellules/mL pour les élevages cas alors qu'elle n'est que de 1 408 000 cellules/mL pour les élevages témoins.

2.2.2. Bactériologie des laits de tank

2.2.2.1. Relations entre les comptages automatisés et les dénombrements après culture des germes totaux

Les comptages automatisés et les dénombrements après culture ont été réalisés sur des prélèvements réalisés le même jour par la même personne au même moment, et constituent donc des échantillons appariés. Le test de Wilcoxon appliqué aux 60 résultats mensuels (1 prélèvement de lait de tank par mois dans chaque élevage sur 3 mois) révèle des différences significatives entre les comptages automatisés et les dénombrements après culture, de même que sur les moyennes par élevage (p < 0,05). Le Bactoscan FC® donne des résultats en moyenne 7 % moindre que le dénombrement après culture.

Cependant, les incertitudes de mesure liée à la méthode de dénombrement après culture sont élevées. On considère que la valeur réelle du nombre de bactéries est comprise entre la moitié et le double de celle annoncée (communication personnelle du LASAT). En première approche, on estime donc que toute valeur du ratio comptage automatisé / dénombrement après culture (B/C dans le Tableau XXI) comprise entre 0,5 et 2 traduit des résultats similaires entre les 2 méthodes (80 % d'élevages concernés).

Tableau XXI : Répartition des élevages selon leur ratio (B/C : comptage automatisé / dénombrement après culture des germes totaux).

Valeur du ratio (B/C)	Nombre d'élevages	% d'élevages
< 0,5	2	10
0,5 < < 2	16	80
> 2	2	10

2.2.2.2. Dénombrement et part relative des différentes flores recherchées

Le SPCt moyen des élevages cas est de 100 000 UFC/mL, contre 19 000 UFC/mL pour les témoins. La moyenne sur les 20 élevages est de 76 000 UFC/mL (résultats consignés dans le Tableau XXII avec les autres valeurs de germes totaux et de CCS sur laits de tank).

Variable	Moyenne			Probabilité
	Cas	Témoins	Total	
CCSt 2009 (x 1000 cellules/mL)	2668	1408	2290	0,0007
CCSt enq (x 1000 cellules/mL)	2925	1292	2502	0,003
TBCt 2009 (x 1000 UFC/mL)	61	13	46	0,0005
TBCt enq (x 1000 UFC/mL)	70	10	55	0,005
SPCt enq (x 1000 UFC/mL)	100	19	76	0,004

La probabilité correspond au risque de rejeter H0 à tort, où H0 désigne l'hypothèse de résultats identiques entre les 2 populations.

Pour l'ensemble des flores SCP, Pseudo et Psychro, aucune différence significative n'a été mise en évidence dans les dénombrements comme dans les parts relatives à la flore totale entre les élevages cas et les élevages témoins. Pour les coliformes, des différences existent pour les variables % CC30 et % CC44 (cf. Tableau XXIII). Les moyennes ont été calculées en considérant l'intégralité des données, puis en écartant celles dont le pourcentage d'une flore dépassait 400 %. Ce seuil est déterminé en tenant compte des incertitudes de mesure liées à la méthode de dénombrement (cf. ci-dessus, pour des incertitudes maximales où la quantité réelle d'une flore serait 2 fois plus élevée que celle dénombrée, et la flore totale la moitié de celle estimée, le pourcentage peut varier de 100 à 400 %).

En termes de moyenne « corrigée » :
- les moyennes des % CC30 sont identiques dans les élevages cas et témoins (3,5 % environ). Le test de Mann et Whitney conclut tout de même à des différences significatives (p=0,05) entre les 2 populations, car les distributions des pourcentages sont différentes : les 9 élevages (sur les 12 cas et les 6 témoins retenus pour le calcul) ayant les plus faibles pourcentages sont des élevages cas.
- les % CC44 sont plus élevés dans les élevages témoins que dans les élevages cas (3,4 Vs 0,6 %).

Tableau XXIII : Dénombrement et part relative des 5 flores issues des laits de tank (germes psychrotrophes, Pseudomonas spp., SCP, coliformes totaux à 30 et à 44°C).

	Psy-chro		Pseu-do		SCP		CC30		CC44	
Elevages cas	Dén.	%	Dén.	%	Dén.	%	Dén.	%	Dén.	%
	12000	14,00	333	0,46	87	0,10	1	0,12	33	0,05
	3000	2,00	1	0,07	1	0,00	1	0,07	1	0,01
	144000	83,00	14333	8,27	7433	4,29	1	0,06	1	0,01
	5000	8,00	667	1,06	1690	2,55	333	0,60	33	0,06
	4000	21,00	8667	42,62	100	0,48	333	1,97	1233	6,08
	208000	112,00	1	0,05	220	0,12	1	0,05	1	0,01
	48000	30,00	667	0,46	100	0,06	333	0,25	33	0,02
	343000	1071,00	333	1,25	883	2,76	130000	406,46	1	0,03
	72000	116,00	24333	39,09	523	0,84	3667	5,88	1	0,02
	15000	54,00	17667	65,56	4300	15,93	8333	31,10	1	0,04
	45000	17,00	10667	4,06	3430	1,30	1667	0,66	1933	0,73
	32000	19,00	140000	84,34	1	0,00	333	0,24	67	0,04
	76000	458,00	1667	15,30	2333	21,00	106667	960,30	110000	990,03
	1000	8,00	200	2,00	1297	9,73	1	0,75	1	0,08

		Moy cas	Moy cas 2	Inter cas	Elevages tém						Moy tém	Moy tém 2	Inter tém	Moy glob	Moy glob 2
Psy-chro	Dén.	72000	49000	24500 – 98000	4000	13000	13000	22000	3000	30000	14000	11000	5500 – 22000	55000	38000
	%	144,00	40,00	10,00 – 160,00	59,00	16,00	163,00	254,00	53,00	524,00	178,00	109,00	27,00 – 436,00	154,00	60,00
Pseu-do	Dén.	15681		7840 – 31362	3000	2333	16000	132667	3667	1	26278	5000	2500 – 10000	18860	12870
	%	18,90		4,70 – 75,60	40,91	2,99	200,42	1530,77	58,42	1,76	305,88	60,90	15,20 – 243,60	104,99	29,95
SCP	Dén.	1600		800 – 3200	867	3000	950	293	363	40	919		459 – 1838	1395	
	%	4,23		1,06 – 16,92	11,82	3,73	11,88	3,88	5,74	0,77	6,30		1,57 – 25,20	4,85	
CC30	Dén.	17976	1250	625 – 2500	667	4333	1	1	1	1	834		417 – 1668	12834	1111
	%	100,61	3,48	0,87 – 13,92	9,55	5,48	1,25	1,15	1,58	1,76	3,46		0,86 – 13,84	71,46	3,47
CC44	Dén.	8096	257	128 – 514	1133	3333	33	1	1	1	750		375 – 1500	5892	413
	%	71,23	0,55	0,14 – 2,20	15,55	4,15	0,50	0,12	0,16	0,18	3,44		0,86 – 13,76	50,89	1,46

	Psy-chro		Pseu-do		SCP		CC30		CC44	
	Dén.	%	Dén.	%	Dén.	%	Dén.	%	Dén.	%
Inter glob	19000–76000	15,00–240,00	6435–25740	14,97–59,90	697–2790	1,21–19,40	555–2222	0,87–13,88	206–826	0,36–5,84

Dén. : dénombrement (en UFC/mL).
Moy : moyenne des élevages
Moy 2 : moyenne des élevages sans ceux dont les % sont > 400 %.
Inter : intervalle de confiance, en tenant compte des incertitudes de dénombrement.
Cas : élevages cas ; tem : élevages témoins ; glob : ensemble des 20 élevages.

2.2.2.2.1. Coliformes totaux cultivés à 30 °C (CC30)

La moyenne des CC30 est proche de 12 800 UFC/mL pour l'ensemble des 20 élevages. Cependant, deux des élevages cas présentent des CC30 plus élevés que le dénombrement de la flore totale. Si l'on ôte ces 2 élevages, la moyenne chute à 1 100 UFC/mL, ce qui représente environ 3,5 % de la flore totale.

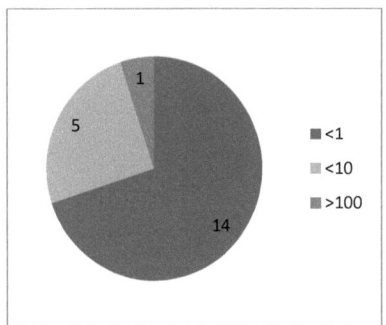

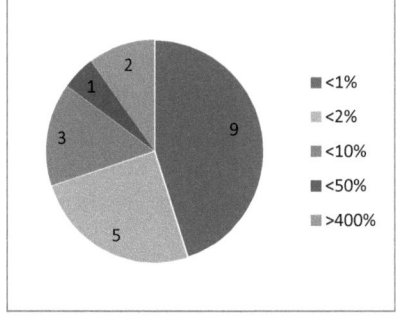

Figure 22 : Répartition des 20 élevages en fonction du dénombrement des coliformes à 30°C (en milliers d'UFC/mL).

Figure 23 : Répartition des 20 élevages en fonction du pourcentage de la flore totale représenté par les coliformes à 30°C.

Les CC30 sont inférieurs à 1 000 UFC/mL, ce qui représente moins de 2 % de la flore totale, dans 14/20 élevages (soit 70 %), et moins de 10 % dans 85 % des élevages (cf. Figure 23).

2.2.2.2.2. Coliformes totaux cultivés à 44°C (CC44)

La moyenne des CC44 est de 5 900 UFC/mL pour l'ensemble des 20 élevages. Abstraction faite d'un élevage avec un % CC44 à 990 %, la moyenne est de 400 UFC/mL, soit 1,5 % de la flore totale.

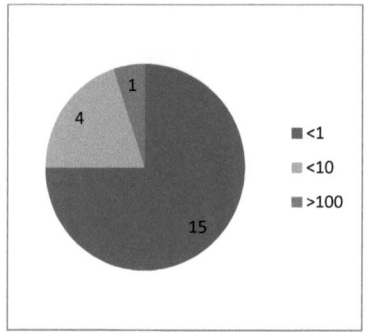

Figure 24 : Répartition des 20 élevages en fonction du dénombrement des coliformes à 44°C (en milliers d'UFC/mL).

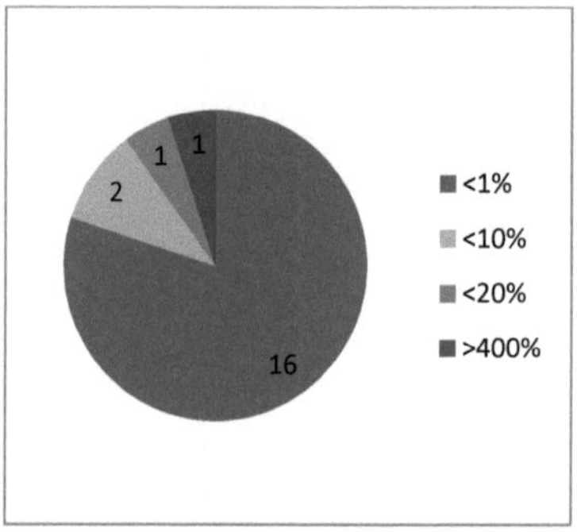

Figure 25 : Répartition des 20 élevages en fonction du pourcentage de la flore totale représenté par les coliformes à 44°C.

Les CC44, groupe plus restreint que les CC30, représentent moins de 1 % du SPCt dans 80 % des élevages (*cf.* Figure 25).

2.2.2.2.3. SCP

La moyenne des SCP est de 1 400 UFC/mL (4,8 % de la flore totale) pour l'ensemble des 20 élevages.

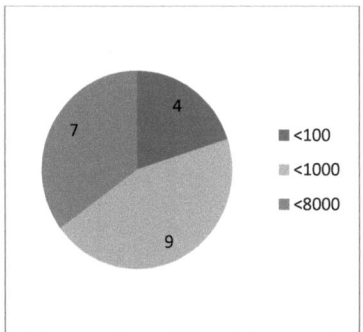

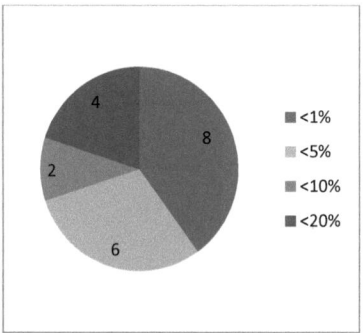

Figure 26 : Répartition des 20 élevages en fonction du dénombrement des SCP (en UFC/mL).

Figure 27 : Répartition des 20 élevages en fonction du pourcentage de la flore totale représenté par les SCP.

70 et 80 % des élevages ont des proportions en SCP dans leurs laits de tank inférieurs à 5 et 10 % respectivement (*cf.* Figure 27).

2.2.2.2.4. Pseudomonas spp.

La moyenne des *Pseudomonas spp.* est de 18 900 UFC/mL pour l'ensemble des 20 élevages. Sans l'élevage qui présente un comptage de plus de 400 % du TBCt, la moyenne est de 12 900 UFC/mL (30 % de la flore totale).

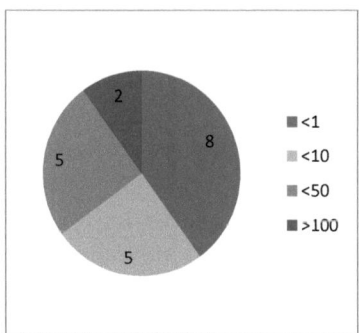

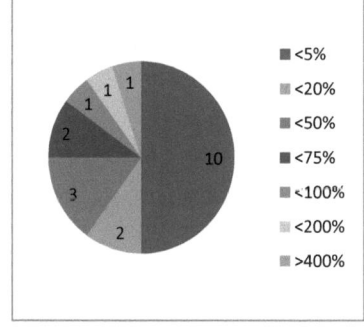

Figure 28 : Répartition des 20 élevages en fonction du dénombrement des Pseudomonas spp. (en milliers d'UFC/mL).

Figure 29 : Répartition des 20 élevages en fonction du pourcentage de la flore totale représenté par les Pseudomonas spp.

Contrairement aux précédentes, les *Pseudomonas spp.* sont une flore relativement abondante : 25 % des élevages ont des % Pseudo supérieurs à 50 %, et 40 % supérieurs à 20 % (*cf.* Figure 29).

2.2.2.2.5. Germes psychrotrophes totaux

La moyenne des germes psychrotrophes est de 55 000 UFC/mL pour l'ensemble des 20 élevages. Trois élevages sur les 20 de l'étude ont des % Psychro supérieurs à 400 %. La moyenne des 17 élevages restants est de 38 000 UFC/mL (60 % du SPCt).

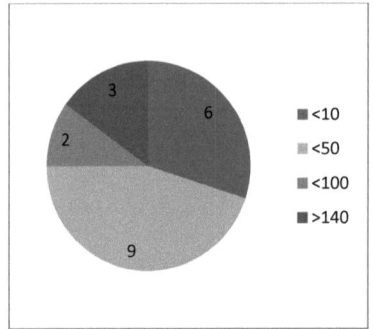

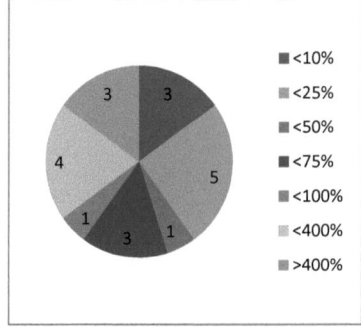

Figure 30 : Répartition des 20 élevages en fonction du dénombrement des germes psychrotrophes (en milliers d'UFC/mL).

Figure 31 : Répartition des 20 élevages en fonction du pourcentage de la flore totale représenté par les germes psychrotrophes.

Les germes psychrotrophes représentent la plus large part des flores dénombrées dans notre étude, puisqu'ils comptent pour plus de la moitié du SPCt dans 55 % des élevages (*cf.* Figure 31).

Au bilan, sur l'ensemble des 20 élevages, en écartant les résultats lorsque le pourcentage d'une flore excède 400 % de la flore totale, les flores les plus représentées sont les germes psychrotrophes (60 %, dont une grande partie de *Pseudomonas spp.* à hauteur de 30 % du SPCt, soit la moitié). Les coliformes à 30°C ne représentent que 3,5 % de la flore totale et les SCP un peu moins de 5 %.

Les mycoplasmes n'ont pas été intégrés au calcul car l'analyse effectuée était une détection et non une quantification, qui n'est pas encore possible en routine à l'heure actuelle. Des mycoplasmes étaient détectés en proportion équivalente dans les élevages cas comme dans les témoins. Sur les 20 élevages, 13 avaient leurs 3 prélèvements négatifs, 4 avaient un prélèvement positif, 2 avaient 2 prélèvements positifs et 1 avait ses 3 prélèvements positifs. Cependant, ces mycoplasmes semblent peu impacter le SPCt puisque parmi tous les élevages où au moins un des prélèvements était positif, les ratios Sf / SPCt enq sont tous supérieurs à 0,25 (*cf.* ci-dessous, 2.2.2.3, pour l'explication de ces ratios).

2.2.2.3. Ratio des flores dénombrées par rapport à la flore totale

Le ratio de la somme des flores dénombrées (Sf) sur la flore totale de référence (SPCt enq) a été calculé pour chaque élevage (*cf.* Tableau XXIV). Le cumul des flores ne comprend que les coliformes à 30°C, les SCP et les germes psychrotrophes, car les CC44 sont un sous-ensemble des CC30 et de même les *Pseudomonas spp.* des germes psychrotrophes totaux.

Tableau XXIV : Répartition des 20 élevages en fonction du ratio somme des flores dénombrées (Sf = Psychro + SCP + CC30) sur la flore totale de référence (SPCt enq).

Valeur du ratio (Sf/SPCt enq)	Nombre d'élevages	% d'élevages
<0,25	6	30
0,25< <4	11	55
>4	3	15

Pour les mêmes raisons qu'expliquées en 2.2.2.1 à propos du ratio B / C (prise en compte des incertitudes de mesure liées à la méthode), on considère qu'on connaît la composition en germes de chaque lait de mélange si le ratio Sf/SPCt enq est compris entre 0,25 et 4, ces 2 bornes étant respectivement obtenues en minorant le numérateur (facteur ½) et en majorant le dénominateur (facteur 2) et vice-versa. Seuls 11 élevages (soit

55 % de l'échantillon) ont des ratios répondant à ce critère. Les 6 élevages présentant des ratios inférieurs à 0,25 sont des élevages cas.

2.2.2.4. Relations entre les différents types de flores et la concentration en germes totaux

2.2.2.4.1. Sélection des variables constructives de l'AFCM

Le Tableau XXV recense les probabilités de rejeter à tort H0 (c'est-à-dire l'hypothèse de l'absence de corrélation entre deux variables) entre CCSt enq, SPCt enq et les pourcentages des flores dénombrées.

Tableau XXV : Probabilité de rejeter H0 à tort d'après les corrélations de Spearman entre les variables : CCSt enq, SPCt enq et les pourcentages des 5 flores dénombrées. Le symbole + ou - entre parenthèses indique s'il s'agit d'une corrélation positive ou négative.

	CCSt enq	SPCt enq	% Psychro	% Pseudo	% SCP	% CC30	% CC44
CCSt enq		2.10^{-11} (+)		0,050 (-)	0,011 (-)	0,005 (-)	0,007 (-)
SPCt enq	2.10^{-11} (+)		0,090 (-)	0,038 (-)	0,011 (-)	0,003 (-)	0,011 (-)
% Psychro		0,090 (-)				0,036 (+)	
% Pseudo	0,050 (-)	0,038 (-)			0,028 (+)	0,065 (+)	0,058 (+)
% SCP	0,011 (-)	0,011 (-)		0,028 (+)		0,006 (+)	0,031 (+)
% CC30	0,005 (-)	0,003 (-)	0,036 (+)	0,065 (+)	0,006 (+)		0,009 (+)
% CC44	0,007 (-)	0,011 (-)		0,058 (+)	0,031 (+)	0,009 (+)	

CCSt enq et SPCt enq sont positivement et très fortement liés entre eux. Ils sont tous deux corrélés négativement aux pourcentages des 5 flores dénombrées (à part % Psychro et CCSt enq). On notera la forte corrélation entre % CC30 et % CC44 (p = 0,009), et le fait que % Pseudo, SCP, CC30 et CC44 sont tous liés positivement entre eux. Les germes psychrotrophes totaux sont uniquement corrélés à % CC30. En conclusion, les plus forts pourcentages de toutes les flores dénombrées dans notre étude se rencontrent dans les élevages où les TBCt et les CCSt sont les plus faibles.

Comme les CC44 sont un sous-ensemble des CC30 et que les deux pourcentages sont corrélés, on ne gardera que % CC30 pour la suite. De la même manière, les P*seudomonas spp.* étant des germes psychrotrophes, ils seront également écartés pour l'AFCM. Enfin, étant donné la forte corrélation entre SPCt enq et CCSt enq, seul SPCt enq sera utilisé.

Les variables conservées pour l'AFCM sont résumées dans le Tableau XXVI. Sur le graphique, on ne peut faire apparaître que 3 caractères. Les variables ont donc respectivement été codées CU, SC, C3 et PY pour SPCt enq, % SCP, % CC30 et % Psychro. Le numéro qui suit ce code (1,2 ou 3) croît parallèlement à la valeur de la variable. Les 3 classes établies pour chaque variable sont définies de telle sorte qu'elles soient équilibrées en effectif, ce qui a pour conséquence directe d'avoir des bornes qui ne sont pas des entiers. En outre, les bornes ne se suivent pas car elles correspondent aux valeurs minimale et maximale des élevages composant chaque classe (par exemple le 7ème élevage de CU1 a un SPCt de 17 000 UFC/mL et le 1er élevage de CU2 de 20 000 UFC/mL).

Tableau XXVI : Variables utilisées dans l'AFCM des flores dénombrées et leur codage.

Variable	Code		Bornes	Effectif
		CU1	6 à 17	7
SPCt enq (milliers d'UFC/mL)	CU	CU2	20 à 86	7
		CU3	138 à 263	6
		PY1	2 à 19	7
% Psychro	PY	PY2	21 à 112	7
		PY3	116 à 1071	6
		SC1	0 à 0,77	7
% SCP	SC	SC2	0,84 à 4,29	7
		SC3	5,74 à 21	6
		C31	0,05 à 0,6	7
% CC30	C 3	C32	0,66 à 1,97	7
		C33	5,48 à 960,3	6

2.2.2.4.2. Résultat de l'AFCM des pourcentages des flores dénombrées

Ils sont présentés dans le Tableau XXVII. Les pourcentages d'inertie des trois premiers axes (en d'autres termes la part de variation du nuage de points expliqués par ces axes) sont de 33, 22 et 15 %, soit un pourcentage cumulé de 70 %.

Tableau XXVII : Résultats généraux de l'AFCM portant sur les pourcentages de flores dénombrées et le SPCt enq.

	Axe 1	Axe 2	Axe 3
Inertie (%)	33	22	15
Variables les mieux représentées (cos² → 1)	CU1-3, C31	CU2, SC2	PY2
Variables les moins représentées (cos²→0)	CU2, PY2, SC2, C32	CU3, PY1-2-3, C31, SC1-3	CU1-2-3, PY1-3, C31, SC1-2-3
Variables les plus contributives (contribution relative >15 %)	CU3, C31	CU2, SC2	PY2, C32
Orientation	CU1→CU3, C31	→CU2, SC2	→PY2

En dehors des 4 variables précitées, constructives de l'AFCM, la variable cas/témoins (codée CAS/TEM) a été projetée sur les graphiques (elle ne contribue pas à la création des axes).

Le plan 1 (*cf.* Figure 32), constitué des axes factoriels 1 et 2, représente 55 % de l'inertie. Les variables CU1, SC3 et C32 sont regroupées ; de même pour les variables CU3, SC1 et C31. De plus, CU3 est en forte opposition avec PY3 et C33. Si la variable TEM est proche de CU1, CAS est en revanche mal représenté sur cette projection. On note toutefois qu'elle se situe entre CU2 et CU3.

Le plan 2 (*cf.* Figure 33), constitué des axes factoriels 1 et 3, représente 48 % de l'inertie. Les variables CU3, SC1 et C31 sont très peu représentées sur l'axe 3 (elles l'étaient déjà peu sur l'axe 2), et se retrouvent donc associées. CU1 est proche de PY3 (elles étaient en opposition sur l'axe 2), et dans une moindre mesure de C32. SC3 et C33 d'une part, et PY1 d'autre part, sont en opposition. Comme sur le premier plan, la variable TEM est proche de CU1, tandis que CAS a une position plus centrée.

2.2.2.4.1. Positionnement des élevages

Sur les graphiques suivants (Figure 34 et Figure 35) apparaissent les 20 élevages. Ceux numérotés de 1 à 14 sont les élevages cas et les 6 derniers les témoins.

Quatre des 6 élevages témoins (15, 17, 19 et 20) sont dans le cadran inférieur gauche du plan 1 (*cf.* Figure 34). L'élevage 18 qui fait partie des témoins est proche de ce groupe sur l'axe 1. La position des élevages cas est plus disparate.

Sur le plan 2, les élevages cas sont aussi dispersés, et les élevages témoins sont moins regroupés que sur le plan 1. Ces derniers sont tous du même côté de l'axe 1 (à ceci près que l'élevage 16 est au centre), mais les élevages 15 et 19 sont en opposition par rapport aux 17, 18 et 20 sur l'axe 3 (*cf.* Figure 35).

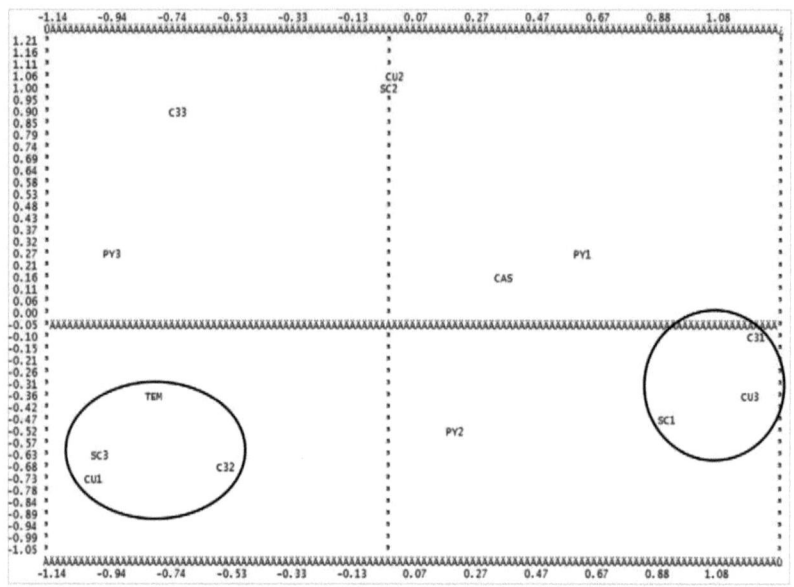

Figure 32 : Plan 1 (axes factoriels 1 et 2) de l'AFCM réalisée sur SPCt enq, % CC30, % SCP et % Psychro.

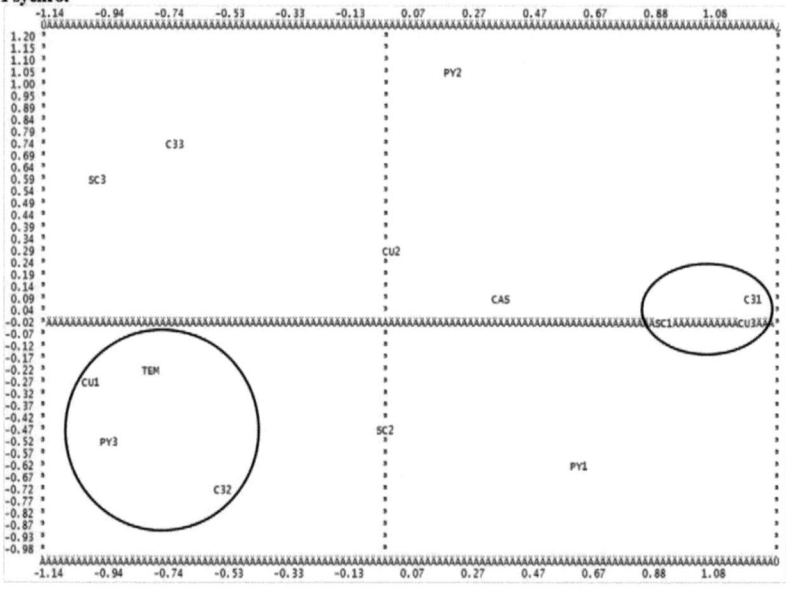

Figure 33 : Plan 2 (axes factoriels 1 et 3) de l'AFCM réalisée sur SPCt enq, % CC30, % SCP et % Psychro.

110

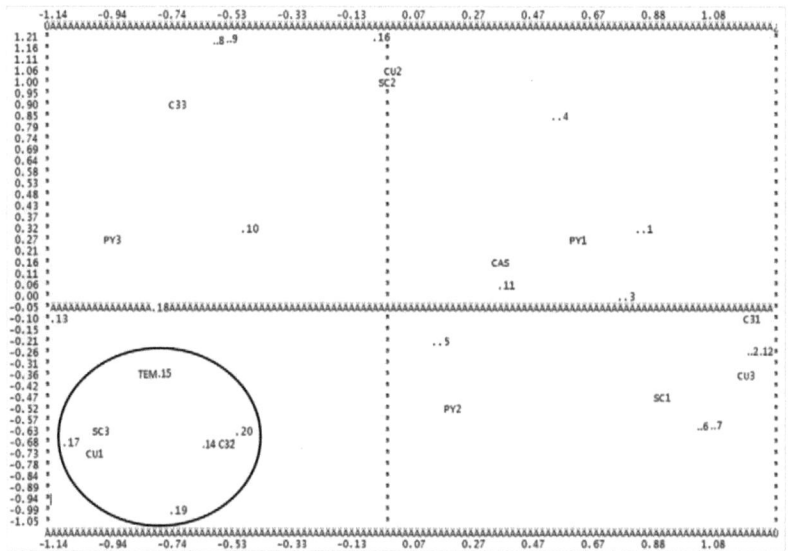

Figure 34 : Plan 1 (axes factoriels 1 et 2) de l'AFCM sur les flores avec projection des élevages (cas de 1 à 14 et témoins de 15 à 20).

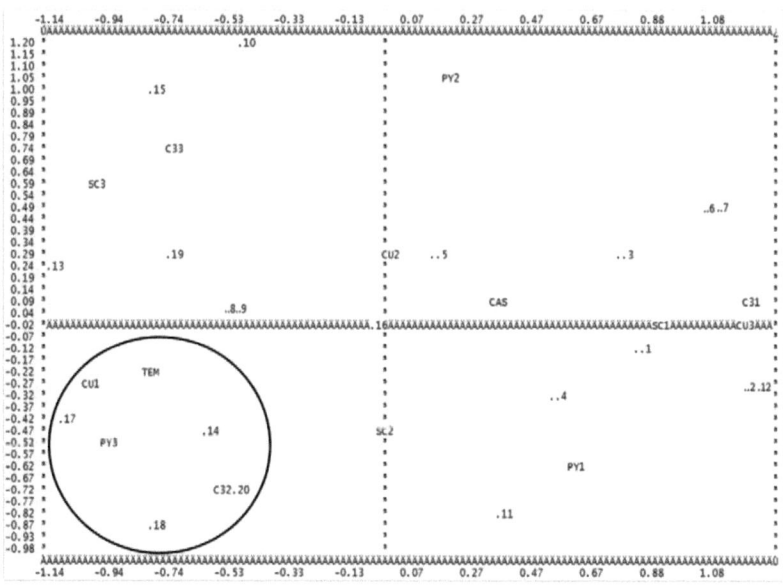

Figure 35 : Plan 2 (axes factoriels 1 et 3) de l'AFCM sur les flores avec projection des élevages (cas de 1 à 14 et témoins de 15 à 20).

2.2.3. Bactériologie des prélèvements « en bout de canne »

Sur les 3 élevages ayant fait l'objet de prélèvements individuels, seuls les résultats de 2 élevages sont disponibles. L'évolution des TBC et des CCS sur différents lots de chèvres au cours d'une traite n'est pas monotone, un « effet lot » est observé. Pour l'élevage 13, les TBC relevés varient en fonction des lots de chèvres d'un facteur 1 à 4 (40 à 160 000 UFC/mL). Les CCS varient également, dans une fourchette allant de 3 700 à 5 400 milliers de cellules/mL (*cf.* Figure 36).

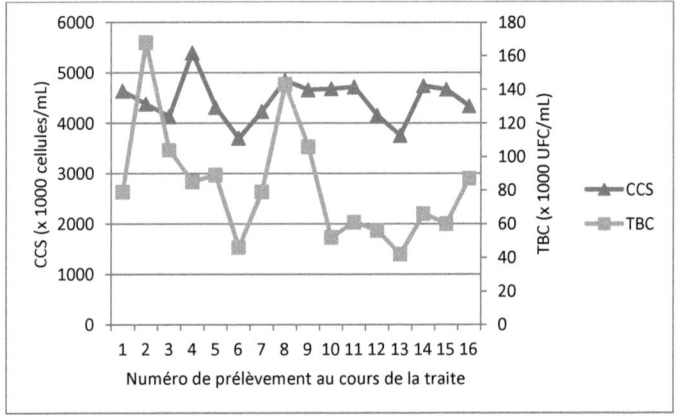

Figure 36 : Evolution des CCS et des TBC des différents lots au cours d'une traite dans l'élevage 13.

L'axe des ordonnées à gauche est en milliers de cellules/mL ; celui de droite en milliers d'UFC/mL. En abscisse, chaque numéro correspond à un lot de chèvres présentes sur le quai de traite.

Dans le deuxième élevage prélevé, la tendance est la même (*cf.* Figure 37) : les TBC comme les CCS varient respectivement d'un facteur 1 à 4-5 (4 à 22 000 UFC/mL) et de 1 000 à 4 300 milliers de cellules/mL.

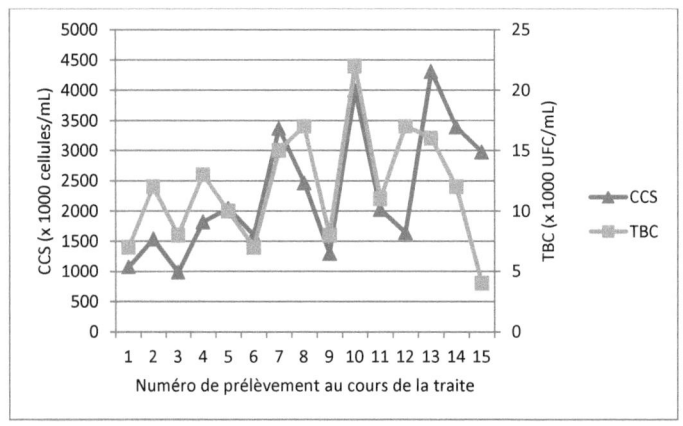

Figure 37 : Evolution des CCS et des TBC au cours d'une traite dans l'élevage 7.

Notes : cf. figure précédente.

2.2.4. Bactériologie des prélèvements individuels

Toutes les analyses prévues n'ont pas été menées, les données disponibles sont présentées dans le Tableau XXVIII, et les résultats dans le Tableau XXIX.

Tableau XXVIII : Données disponibles sur les prélèvements individuels. Les trous dans le tableau correspondent à des données manquantes.

N° élevage	CCSi	TBCi	FMAR	CC30	CC44	SCP	Pseudo
13	X	X		X	X	X	X
7	X	X	X	X	X	X	X
3			X	X	X	X	X
Nb de données disponibles	40	40	39	59	59	59	59

Tableau XXIX : CCSi, TBCi et dénombrements des flores des prélèvements individuels.

	CCSi (x1000/ mL)	TBCi (x1000 UFC/mL)	FMAR (x1000 UFC/g)	CC30 (UFC/g)	CC44 (UFC/g)	SCP (UFC/g)	Pseudo (UFC/g)
Nb d'obs.	40	40	39	59	59	59	59
Nb rés. +	-	-	23	4	2	11	4
Moy. a			20	162	-	3105	7650
Moy. g	3964	38,5	6	102	-	797	575
Médiane	2792	25	4	70	-	1200	160
Extrêmes	803-28000	3-1231	1-140	20-310	10-380	20->10000	60->30000

Nb d'obs. : nombre de prélèvements individuels analysés ; Nb rés. + : nombre de prélèvements positifs ; Moy. a et g : moyennes arithmétiques et géométriques, qui ne concernent que les échantillons positifs, de même pour la médiane.

Sur les prélèvements individuels, les comptages automatisés (TBCi) sont significativement plus élevés que les dénombrements de colonies (SPCi = FMAR dans le tableau). Les laits positifs ont un SPCi moyen égal à 20 000 UFC/mL, et sur ces 23 échantillons positifs, les flores recherchées ont été retrouvées dans seulement 9 échantillons. Près de 60 % des échantillons ayant fait l'objet d'un dénombrement de la FMAR ont donc des flores inconnues. Il faut ajouter à cela 6 prélèvements positifs pour les SCP mais dont la FMAR est inconnue.

Les SCP sont les plus fréquemment retrouvés (11 échantillons), puis les CC30 et les *Pseudomonas* dans 4 échantillons, et enfin les CC44 dans 2 échantillons. Le total des pourcentages des flores dénombrées (% CC30 + % SCP + % Pseudo) atteint 57 % du SPCi moyen (*cf.* Figure 38).

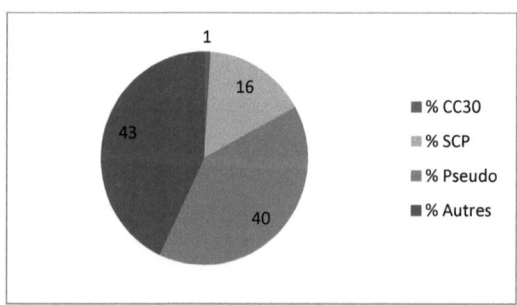

Figure 38 : Répartition des pourcentages des flores dénombrées dans les prélèvements individuels par rapport au SPCi.

114

2.2.5. Analyses des variables d'enquête

2.2.5.1. Confrontation des populations cas et témoin

Chacune des variables de l'enquête a été étudiée séparément pour rechercher les différences significatives entre les élevages cas et les élevages témoins. Les variables pour lesquelles il en existait une sont regroupées dans le Tableau XXX (les 5 premières étaient déjà exposées dans le Tableau XXII).

Tableau XXX : Variables significativement différentes entre les élevages cas et les élevages témoins.

Variable	Moyenne			Probabilité
	Cas	Témoins	Total	
CCSt 2009 (x 1000 cellules/mL)	2668	1408	2290	<10^{-3}
CCSt enq (x 1000 cellules/mL)	2925	1292	2502	<0,01
TBCt 2009 (x 1000 UFC/mL)	61	13	46	<10^{-3}
TBCt enq (x 1000 UFC/mL)	70	10	55	<0,01
SPCt enq (x 1000 UFC/mL)	100	19	76	<0,01
% Mort	10,2	4,4	8,5	0,01
% LL	8,6	22	12,7	0,05
Désaisonnement	2/14	4/6	6/20	0,07
Mortalité suite mam clin	7/14	0/6	7/20	0,08

Des différences significatives existent entre les élevages cas et les élevages témoins pour toutes les différentes numérations cellulaires et de germes totaux, qui sont plus élevées chez les élevages cas. Sont également concernés % Mort (mortalité toutes causes confondues), qui est plus important chez les cas que chez les témoins (10,2 % Vs 3,4 %), ainsi que % LL qui est plus faible chez les cas (8,6 Vs 22 %).

Pour le désaisonnement, 2 élevages cas sur 14 le mettent en pratique et 4 sur les 6 témoins. 7 élevages cas sur les 14 ont des mortalités suite à des mammites cliniques, alors qu'aucun des témoins n'en a.

2.2.5.2. Analyse de l'impact des différentes variables sur les CCSt et les TBCt

L'objectif est de pouvoir lister en les hiérarchisant les variables qui ont une incidence sur les CCSt et les TBCt. On ne tiendra pas compte dans cette partie des différentes flores dénombrées car seuls 11 élevages sur les 20 ont des ratios Sf/SPCt enq compris entre 0,25 et 4 (*cf.* 2.2.2.3), ce qui revient à dire qu'on ne peut pas caractériser les laits suivant leur flore, et qu'il serait donc hasardeux de chercher des relations entre les flores connues et les facteurs d'élevage.

Pour atteindre ce but, des corrélations sont tout d'abord recherchées entre les différentes variables, puis on extrait les variables ayant une incidence sur les CCSt, et on soumet le pool de variables ainsi obtenues à une AFCM. Comme les CCSt et les TBCt sont étroitement corrélés, les variables impactant uniquement les TBCt sont ensuite projetées sur le graphique préalablement réalisé.

2.2.5.2.1. Recherche de corrélations entre les variables

Il ressort que les CCSt (2009 et enq) et les germes totaux (TBCt 2009, TBCt enq et SPCt enq) sont tous positivement liés entre eux (p<0,001). Pour cette raison, nous ne conserverons que les CCST 2009 et les TBCt 2009 (abrégés en CCSt et TBCt), car étant des moyennes annuelles, nous les jugeons plus représentatives que les moyennes portant sur les 3 mois d'enquête.

Dans les tableaux suivants sont présentées les variables corrélées aux CCSt (Tableau XXXI) et aux TBCt (Tableau XXXII). Toutes les autres corrélations existantes entre les différentes variables ne sont pas exposées, seules seront évoquées celles d'intérêt pour le choix des variables participant à la réalisation de l'AFCM dans le paragraphe suivant.

Tableau XXXI : Variables corrélées aux CCSt en fonction de la probabilité de rejeter H0 à tort. Le symbole + ou – entre parenthèses indique s'il s'agit d'une corrélation positive ou négative.

P<0,05	P<0,1
% Mort (+)	Précocité ttt (+)
% M déséq (+)	Ttt local (+)
Statut myc (+)	Ttt général (+)
LL (oui/non)(-)	Désaisonnement (+)
	Mortalité suite mam clin (+)
	%LL (-)
	Réf sur CCSi (-)
	Réf sur abcès (-)

Tableau XXXII : Variables corrélées aux TBCt en fonction de la probabilité de rejeter H0 à tort. Le symbole + ou – entre parenthèses indique s'il s'agit d'une corrélation positive ou négative.

P<0,05	P<0,1
% Mort (+)	Quota (+)
Statut myc (+)	Nb postes/trayeur (+)
Mortalité suite mam clin (+)	Précocité ttt (+)
Analyse myc (-)	Ttt local (+)
	Pb suite mam clin (+)

2.2.5.2.2. Variables ayant un impact sur les CCSt

Après une mise en classe, il apparaît que certaines autres variables que celles figurant dans la partie précédente (Tableau XXXI) impactent les CCSt suivant leurs modalités – c'est le cas de % réf et race, alors que la variable Ttt général (corrélée positivement aux CCSt) n'apparaît pas ici (*cf.* Tableau XXXIII).

Concernant les 2 variables qui ne présentaient pas de corrélation significative avec les CCSt :

- Race : Les 3 élevages où sont présentes uniquement des chèvres de race Saanen sont des élevages témoins, et les 5 élevages avec des chèvres croisées sont uniquement des cas. Les résultats trouvés sont donc logiquement biaisés et nous n'en tiendrons pas compte.

- % Réf : les CCSt les plus faibles (1 470 000 cellules/mL) sont observées pour des pourcentages de réforme moyens (17,5 à 25 %) et les plus fortes CCSt (2 896 000 cellules/mL) s'observent dans les élevages à faible taux de réforme (<17,5 %). Les élevages dont le taux de réforme moyen est supérieur à 25 % ont des CCSt intermédiaires, égales à 2 342 000 cellules/mL). Il était donc logique qu'il n'y ait pas de corrélation entre les CCSt et % réf, puisque le test de Spearman détecte des corrélations monotones.

Tableau XXXIII : Variables pour lesquelles les CCSt diffèrent suivant la modalité, associées à la probabilité de rejeter H0 à tort.

Variable	Probabilité	Modalité	Effectif	Moyenne CCSt (x1000/mL)
P<0,05				
% Réf (<17,5%, 17,6< <25%, >=25%)	0,01	%R1	6	2896
		%R2	5	1470
		%R3	9	2342
% Mort (<5%, 5< <10%, >=10%)	0,01	%M1	6	1328
		%M2	8	2338
		%M3	6	2723
% M déséq	0,03	MD1	5	2067
		MD2	11	2063
		MD3	4	3192
Statut myc	0,04	0MY	3	1607
		MY ?	9	2102
		MYC	8	2758
Race	0,04	ALP	12	2291
		SAA	3	1467
		MIX	5	2780
0,05<P<0,1				
Précocité ttt	0,06	PRE	7	2118
		0PR	13	2977
Ttt local	0,06	TL	14	2076
		0TL	6	2790
Mortalité suite mam clin	0,07	MM	7	2703
		0MM	13	2068
Désaisonnement	0,08	DES	6	1850
		0DE	14	2478
LL	0,08	LL	15	2091
		0LL	5	2754
% LL (<10%, >=10%)	0,08	%L1	13	2621
		%L2	7	1959
Réf sur CCSi	0,08	RC	10	2577
		0RC	10	2002
Réf sur abcès	0,09	RA	7	2604
		0RA	13	2121

Les autres variables du Tableau XXXIII étaient corrélées aux CCSt :

- Les CCSt augmentent avec % Mort : pour des pourcentages de mortalité inférieurs à 5 %, compris entre 5 et 10 % ou supérieurs à 10 %, les moyennes des CCSt sont respectivement de 1 328 000, 2 338 000 et 2 723 000 cellules/mL.

- Les élevages pour lesquels des mycoplasmes avaient été détectés dans les laits de tank (précédemment à l'étude) ont des CCSt supérieures à ceux pour lesquels les prélèvements étaient négatifs (respectivement 2 758 000 et 1 607 000 cellules/mL). Les élevages dont le statut est inconnu ont des résultats intermédiaires (2 102 000 cellules/mL), ce qui laisse supposer que certains d'entre eux sont sains et les autres infectés.

- Les moyennes des CCSt des groupes pour lesquels le pourcentage de mamelles déséquilibrées est inférieur à 5 % ou compris entre 5 et 10 % sont égales (2 067 000 et 2 063 000 cellules/mL), seuls les troupeaux fortement atteints (>10 % de mamelles déséquilibrées) présentent des CCSt beaucoup plus élevées (3 192 000 cellules/mL).

- Les élevages où le traitement des cas cliniques est mis en œuvre précocement et où le traitement local des cas cliniques est systématique ont des CCSt moindres. Lorsque le traitement est systématique, la CCSt moyenne est de 2 076 000 cellules/mL (*Vs* 2 790 000). Les élevages où le traitement est précoce ont en moyenne une CCSt de 2 118 000 cellules/mL (*Vs* 2 977 000).

- Lorsqu'il y a des mortalités suite à des mammites cliniques, les CCSt sont plus élevées que dans le cas contraire (2 703 000 cellules/mL *Vs* 2 068 000).

- Les élevages où une partie des animaux font l'objet d'un désaisonnement ont des CCSt inférieures (1 850 000 *Vs* 2 478 000 cellules/mL).

- LL et % LL impactent les CCSt : elles sont les plus faibles dans les troupeaux où il n'y a pas de lactations longues ou tout au moins de faibles pourcentages de chèvres concernées (2 621 000 cellules/mL dans les troupeaux avec moins de 10 % de chèvres en lactation longue contre 1 959 000 dans le cas contraire).

- Les CCSt sont significativement plus élevées dans les élevages où les CCSi ou la présence d'abcès aux mamelles sont prises en compte dans les critères de réforme principaux (respectivement 2 577 000 *Vs* 2 002 000 cellules/mL pour la prise en compte des CCSi et 2 604 000 *Vs* 2 121 000 pour la prise en compte des abcès).

2.2.5.2.3. Variables ayant un impact sur les TBCt

Nous présentons ici des résultats similaires à ceux du paragraphe précédent, mais concernant cette fois les TBCt, car même si les variables du Tableau XXXIV ne participeront pas toutes à la réalisation de l'AFCM, certaines seront tout de même projetées par la suite.

On retrouve en plus des variables impactant les CCSt les variables Nb postes/trayeur et Analyse myc, tandis que sont absentes les variables % M Déséq, Désaisonnement, LL et % LL ainsi que Réf sur CCSi et Réf sur abcès.

De même que pour les CCSt, les TBCt des élevages suivant les modalités des variables % Réf et Race diffèrent significativement alors qu'elles n'étaient pas corrélées aux TBCt (*cf.* Tableau XXXIV), alors que les variables Quota et Pb suite mam clin n'ont une fois mises en classe aucune incidence significative sur les valeurs des TBCt.

Concernant les 2 variables qui ne présentaient pas de corrélation significative avec les TBCt :

- Race : pour les raisons évoquées dans le paragraphe précédent, nous ne tiendrons pas compte de ce résultat.

- % Réf : les TBCt suivent les mêmes tendances que les CCSt. Ils sont les plus faibles (12 000 UFC/mL) pour les taux de réforme moyens, les plus forts (59 000 UFC/mL) pour les faibles taux et intermédiaires (38 000 UFC/mL) pour les taux supérieurs à 25 %.

Tableau XXXIV : Variables pour lesquelles les TBCt diffèrent suivant la modalité, associées à la probabilité de rejeter H0 à tort.

Variable	Probabilité	Modalité	Effectif	Moyenne TBCt (x1000 UFC/mL)
P<0,05				
% Réf (<17,5%, 17,6< <25%, >=25%)	0,02	%R1	6	59
		%R2	5	12
		%R3	9	38
% Mort (<5%, 5< <10%, >=10%)	0,02	%M1	6	11
		%M2	8	55
		%M3	6	55
Statut myc	0,02	0MY	3	24
		MY ?	9	32
		MYC	8	71
Mortalité suite mam clin	0,02	Oui	7	73
		Non	13	32
Analyse myc	0,04	AMY	8	62
		0AM	12	36
Race	0,05	ALP	12	46
		SAA	3	13
		MIX	5	67
0,05<P<0,1				
Précocité ttt	0,06	PRE	7	41
		0PR	13	67
Ttt local	0,06	TL	14	39
		0TL	6	63
Nb postes/trayeur	0,09	NP	13	39
		0NP	7	60

Les autres variables du Tableau XXXIV étaient corrélées aux TBCt :

- les TBCt augmentent avec % Mort : pour des pourcentages de mortalité inférieurs à 5 %, compris entre 5 et 10 % ou supérieurs à 10 %, les moyennes des TBCt sont égales à 11 500, 55 100 et 55 400 UFC/mL.

- Les TBCt sont les plus élevés dans les élevages où des mycoplasmes avaient été détectés (71 000 UFC/mL) et les plus faibles dans les élevages indemnes (24 000 UFC/mL). Comme pour les CCSt, les élevages dont le statut est inconnu ont des résultats intermédiaires (32 000 UFC/mL).
- Lorsqu'il y a des mortalités suite à des mammites cliniques, les TBCt sont plus élevés que dans le cas contraire (73 000 UFC/mL Vs 32 000).
- Le nombre de postes par trayeur joue sur le TBCt : 39 000 UFC/mL lorsqu'il y en a moins de 16 contre 60 000 dans le cas contraire.
- Les élevages où le traitement des cas cliniques est mis en œuvre précocement et où le traitement local des cas cliniques est systématique ont des TBCt moindres. Lorsque le traitement est systématique, le TBCt moyen est de 39 000 UFC/mL (Vs 63 000). Les élevages où le traitement est précoce ont en moyenne un TBCt de 41 000 UFC/mL (Vs 67 000).
- Enfin la pratique d'analyses régulières sur le lait de tank pour la recherche de mycoplasmes est réalisée dans des élevages où les TBCt sont supérieurs aux autres (62 Vs 36 000 UFC/mL).

2.2.5.2.4. Sélection des variables constructives de l'AFCM

Comme les CCSt sont fortement corrélées aux TBCt, les variables sélectionnées, outre les CCSt, sont choisies parmi celles du Tableau XXXIII.

On écarte volontairement les variables :
- Race : car les seuls 3 élevages en race Saanen sont des témoins, et cela biaiserait donc l'analyse.
- LL : étant donné que l'on dispose de % LL qui est plus informatif.
- Réf sur abcès : car on la juge plus restrictive que Réf sur CCSi.

La variable Précocité ttt est écartée car elle est corrélée à Ttt local (corrélation positive, p=0,03). Malgré que % Mort soit corrélé à % Réf et % LL, nous gardons les 3 variables pour 2 raisons :

- % Réf et % LL ne sont pas corrélés entre eux.
- les CCSt sont linéairement corrélées à % LL et % Mort, mais sont au minimum pour un % Réf intermédiaire.

Le Tableau XXXV recense les variables conservées pour l'analyse, et les classes retenues. Le choix de ne pas faire des classes équilibrées pour % Réf et % Mort se justifie car elles correspondent aux classes pour lesquelles les CCSt diffèrent significativement entre eux.

Tableau XXXV : Variables impactant les CCSt soumises à l'AFCM.

Variable	Code		Bornes / interprétation	effectif
CCSt 2009 (x 1000/mL)	CC	CC1	914 à 1932	7
		CC2	2085 à 2693	7
		CC3	2723 à 3691	6
Statut myc	MY	0MY	Pas de mycoplasmes	3
		MY ?	Statut inconnu	9
		MYC	Présence de mycoplasmes	8
% M Déséq	MD	MD1	<5%	5
		MD2	5< <10%	11
		MD3	>10%	4
% Réf	%R	%R1	6,9 à 17,4	6
		%R2	18,4 à 24,5	5
		%R3	25,4 à 33,9	9
% Mort	%M	%M1	1,3 à 5	6
		%M2	5,1 à 10	8
		%M3	10,1 à 20,7	6
Mortalité suite mam clin	MM	MM	Mortalité suite à des mammites cliniques	7
		0MM	Pas de mortalité due à des mammites cliniques	13
Désaisonnement	DE	DES	Pratique du désaisonnement	6
		0DE	Pas de désaisonnement	14
% LL	%L	%L1	0 à 10	13
		%L2	12,5 à 50	7
Ttt local	TL	TL	Traitement local systématique en cas de mammite clinique	14
		0TL	Absence de traitement local systématique en cas de mammite clinique	6
Réf sur CCSi	RC	RC	Réforme sur critère de CCSi	10
		0RC	Pas de réforme sur critère de CCSi	10

2.2.5.2.5. Résultat de l'AFCM

Les pourcentages d'inertie des trois premiers axes sont de 26, 15 et 12 %, soit un pourcentage cumulé de 53 % (*cf.* Tableau XXXVI). Comme précédemment, la variable cas/témoins a été projetée sur le graphique ; et dans un deuxième temps, les élevages ont été projetés à leur tour.

Tableau XXXVI : Résultats de l'AFCM portant sur les variables impactant les CCSt.

	Axe 1	Axe 2	Axe 3
Inertie	26	15	12
Variables les mieux représentées (cos² → 1)	CC1-3, TL-0TL, DES-0DE, %R1-2, MD3, %M3	CC2, MM-0MM, %M2	%L1-2, MY ?-0MY, MD1
Variables les moins représentées (cos²→0)	CC2, %R3, MY ?, MD1, %M2	CC3, 0DE-DES, %R1, %L1-2, MYC-MY ?-0MY, MD1-3, %M3	CC1-2-3, TL-0TL, RC-0RC, DES-0DE, %R1, MM-0MM, MYC, MD2, %M1-2-3
Variables les plus contributives (contribution relative >10 %)	CC1-3, %R2	CC2, MM, %M2	%L2, 0MY-MY ?, MD1
Orientation	CC3→CC1, %R2	0MM→MM, CC2, %M2	MY ?, MD1→%L2, 0MY

Le plan 1 (*cf.* Figure 39), constitué des axes factoriels 1 et 2, totalise 41 % de l'inertie. Les variables CC3, %R1, MD3, %M3 et 0TL sont regroupées ; de même pour les variables CC1 et %R2 (ainsi que DES dans une moindre mesure). De plus, deux oppositions assez nettes sont observables : CC3 et 0MY d'une part, et CC1 et MM d'autre part. La variable TEM est proche de CC1, et la variable CAS est mal représentée sur ce plan.

Le plan 2 (*cf.* Figure 40), constitué des axes factoriels 1 et 3, représente 38 % de l'inertie. On y retrouve associées CC3, MD3, 0TL et %R1 (%M3 qui leur était associée est en opposition sur l'axe 3), ainsi que CC1, %R2, associées en outre à 0MY (variable en opposition sur l'axe 2). On note une opposition entre CC1 et %M3. Comme sur le premier plan, la variable TEM est proche de CU1, tandis que CAS a une position plus centrée.

2.2.5.2.1. Positionnement des élevages

Sur les graphiques suivants (Figure 41 et Figure 42) apparaissent les 20 élevages. La même numérotation que pour la précédente AFCM est conservée (1 à 14, élevages cas et 15 à 20 élevages témoins).

Quatre des 6 élevages témoins (15, 17, 19 et 20) sont dans le cadran inférieur droit du plan 1 (*cf.* Figure 41), proche de CC1. L'élevage 18 n'est pas représenté sur l'axe 1 mais se situe du même côté que ce groupe de 4 élevages sur l'axe 2. L'élevage 16 est quant à lui en opposition sur l'axe 2 mais du même côté sur l'axe 1. La position des élevages cas est plus disparate, bien qu'ils soient plutôt en opposition aux témoins sur l'axe 1.

Sur le plan 2, les élevages cas sont aussi dispersés, et on retrouve les mêmes 4 élevages témoins ensemble. Les élevages 16 et 18 leur sont opposés sur l'axe 3 (*cf.* Figure 42).

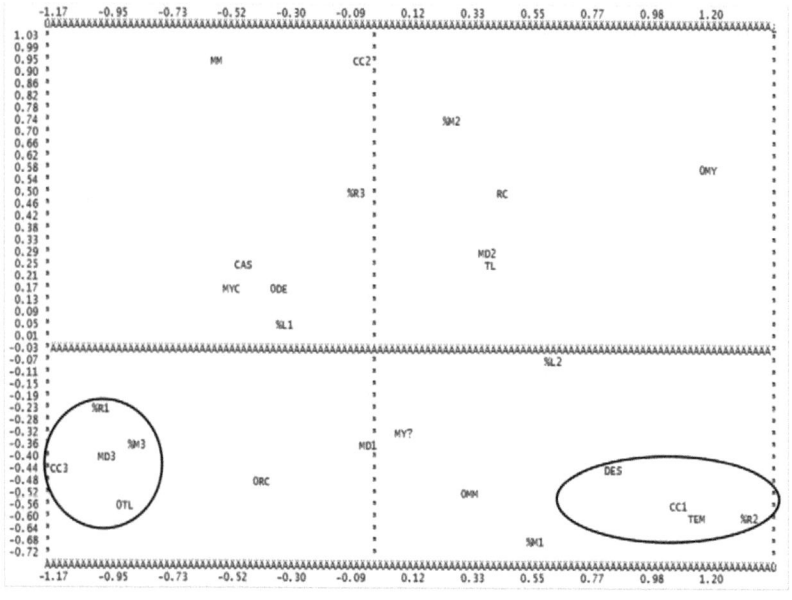

Figure 39 : Plan 1 de l'AFCM sur les CCSt et les variables d'enquêtes impactant ce paramètre.

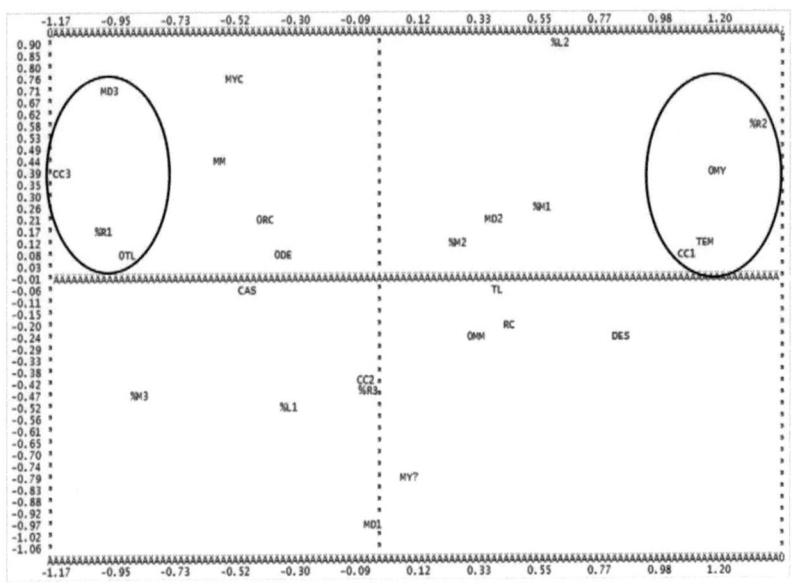

Figure 40 : Plan 2 de l'AFCM sur les CCSt et les variables d'enquêtes impactant ce paramètre.

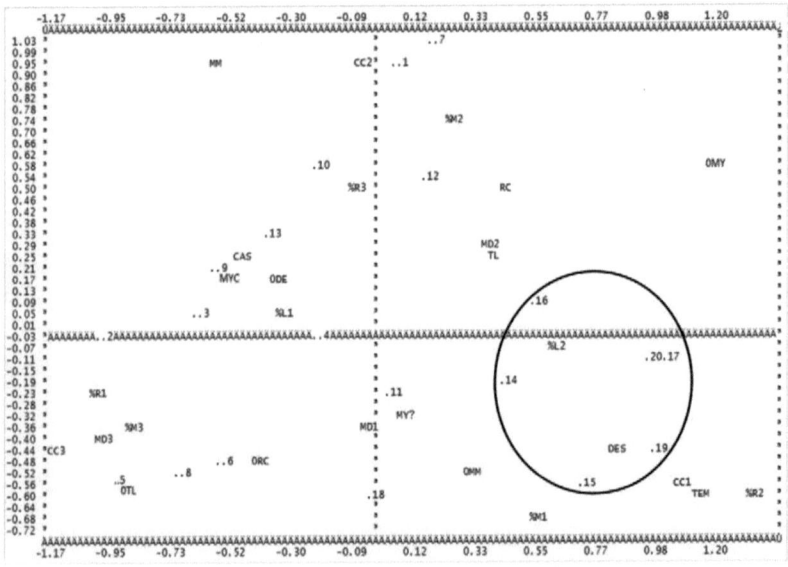

Figure 41 : Plan 1 de l'AFCM sur les CCSt et les variables d'enquêtes impactant ce paramètre avec projection des 20 élevages (élevages cas numérotés de 1 à 14 et élevages témoins de 15 à 20).

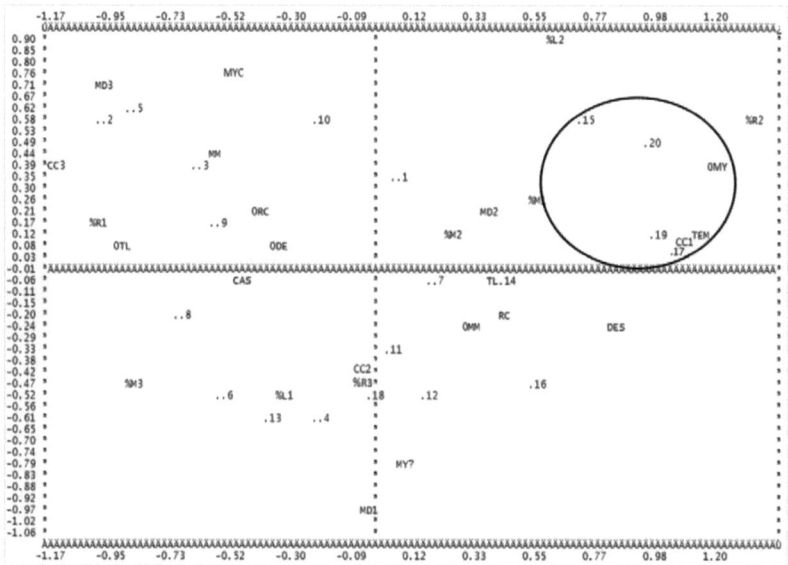

Figure 42 : Plan 2 de l'AFCM sur les CCSt et les variables d'enquêtes impactant ce paramètre avec projection des 20 élevages (élevages cas numérotés de 1 à 14 et élevages témoins de 15 à 20).

2.2.5.2.2. Positionnement des variables préalablement écartées

Pour visualiser le positionnement par rapport aux autres des variables écartées (les 4 premières impactant uniquement les TBCt, et la cinquième corrélée aux CCSt), celles-ci ont été projetées sur l'AFCM. Leur codage sur le graphique est le suivant :

- Analyse myc : AM si oui, 0AM sinon.
- Nb postes / trayeur : NP si <16, 0NP sinon.
- Quota : QO 1 à 3 (de faible à fort).
- Pb suite mam clin : MC si oui, 0MC sinon.
- Ttt général : TG si le traitement par voie générale des cas cliniques détectés est systématique, et 0TG sinon.

Les résultats de cette projection sont disponibles en annexe. Ils ne sont pas présentés ici car toutes les modalités de ces 5 variables étaient mal représentées, ce qui témoigne de leur importance mineure en comparaison des variables constructives et valide l'option choisie.

2.3. <u>Discussion</u>

Les objectifs étaient de caractériser les flores des élevages à forts TBCt, et de mettre en lien les facteurs d'élevages et les forts CCSt et TBCt. L'AFCM réalisée sur les variables d'enquête a permis d'isoler parmi les variables impactant les CCSt 4 facteurs principaux qui leur sont fortement associées (le pourcentage de mortalité, le taux de réforme, la proportion de chèvres présentant des mamelles déséquilibrées et l'absence de traitement systématique des cas cliniques). Concernant les flores responsables des forts TBCt, l'étude apporte la preuve indirecte de la responsabilité de germes d'origine animale, puisqu'aucune des flores dénombrées ne représente une importante part de la flore totale.

2.3.1.   Protocole

2.3.1.1. Choix des élevages

Les élevages ont été choisis *a priori*, sur leurs résultats de CCSt et de TBCt de l'année 2009. Deux lots ont ainsi été constitués : un lot témoin (6 élevages) avec de faibles valeurs pour les 2 paramètres et un lot cas (15 élevages) avec de fortes valeurs. Un élevage cas a été exclu car le questionnaire d'enquête n'était pas disponible.

Les CCSt et les TBCt diffèrent significativement entre les 2 groupes (2 668 000 cellules/mL pour les élevages cas *Vs* 1 408 000 cellules/mL pour les élevages témoins). On note en outre que les CCSt sont positivement corrélées au mois moyen de lactation dans les 2 cas : nous retrouvons donc l'importance majeure de ce facteur physiologique sur les CCSt (les CCSt passent du simple au double entre la fin de l'hiver et la fin de l'automne, de 1,5-2 000 000 à 3,5-4 000 000 cellules/mL pour les élevages cas, et de 1 à 2 000 000 cellules/mL pour les élevages témoins), conformément à ce qui est décrit dans la littérature (*cf.* 1.2.3.1.1 et 0). Concernant le TBCt, il n'y a pas de corrélation significative avec le mois moyen de lactation mais des variations saisonnières avec un pic en été sont relevées dans les élevages cas (facteur 2,5 environ, *cf.* 2.2.1.3.2). De telles variations sont rapportées dans la littérature (*cf.* 0). Cet effet saisonnier ne se remarque pas dans les élevages témoins.

En dehors des CCSt et des TBCt, les 2 lots d'élevage diffèrent significativement sur 4 variables :

- le pourcentage de mortalité, qui est plus élevé dans les élevages cas (10,2 % *Vs* 4,4 %).
- le pourcentage de lactation longue, plus petit dans les élevages cas (8,6 *Vs* 22 %).
- la pratique du désaisonnement : elle est plus courante chez les élevages témoins que chez les cas (4 élevages sur 6 *Vs* 2 sur 14).
- Les mortalités suite à des mammites cliniques : aucun cas recensé chez les témoins alors que 7 des 14 élevages cas en ont.

Le faible nombre d'élevages, surtout dans le lot témoin, est responsable d'une sensibilité modeste des tests statistiques employés : pour apparaître significatives, les différences entre les 2 lots doivent être prononcées. Nous présentons donc probablement un nombre de variables significatives plus restreint que si nous disposions de plus d'élevages. Cependant, pour ce qui est des variables impactant les CCSt ou les TBCt, le but étant aussi de hiérarchiser ces facteurs, cela ne nuit pas à l'analyse étant donné que les variables ayant le plus d'impact ressortent tout de même.

Une autre limite à ce travail est la multiplicité des intervenants pour la réalisation des enquêtes épidémiologiques. Des biais surtout sur les questions / notations subjectives (la propreté de la litière par exemple) sont très probablement apparus, mais il nous est impossible d'estimer leur importance.

2.3.1.2. Choix des analyses bactériologiques effectuées

Les comptages automatisés par le Bactoscan FC® ont été menés car il s'agit d'une méthode validée, et qui plus est du moyen de routine pour déterminer le paiement du lait.

Les cultures bactériologiques ont portées sur 6 flores : la FMAR, les germes psychrotrophes totaux, les *Pseudomonas spp.* (qui appartiennent au groupe des germes psychrotrophes), les SCP et les coliformes à 30 et à 44°C. Les coliformes sont principalement un indicateur d'hygiène tandis que les germes psychrotrophes marquent un déficit dans la conservation du lait (temps de refroidissement trop long, température de stockage insuffisante). Les SCP ont quant à eux plutôt une origine animale. Les SCN n'ont pas été recherchés car il n'existe pas à ce jour de méthode standardisée pour leur dénombrement, ce qui va de paire avec leur faible intérêt en termes de santé publique.

Exception faite des SCP (*S. aureus* est plus souvent recherché seul), les précédentes flores évoquées sont les flores habituellement recherchées en analyse alimentaire car ce sont les principaux témoins de la qualité hygiénique du produit et du respect des procédés de conservation.

De plus, les *Listeria* ont été recherchées sur les prélèvements de lait de tank du fait de leur importance majeure en santé publique ; de même que les mycoplasmes en raison de leur importance en santé animale et de la relativement forte prévalence de troupeaux atteints. Dans notre échantillon cependant, le faible nombre de résultats positifs a incité à s'abstenir de cette recherche sur les prélèvements individuels.

La source principale de biais dans ces données est liée à l'incertitude de mesure inhérente à la technique du dénombrement. Les cultures sont réalisées sur des dilutions décimales. Lorsque moins de 4 colonies sont présentes sur une gélose, les résultats sont donnés d'après le dénombrement sur la dilution précédente. De 4 à 10 colonies, les résultats sont une estimation assez imprécise : NE + x, NE = nombre estimé (ce type de données n'excède jamais 6 résultats sur les 20 de chaque série). Dans les autres cas de figure, la quantification est raisonnable, mais on considère que la valeur réelle du dénombrement est comprise entre la moitié et le double de la valeur annoncée. Par exemple, lorsque le laboratoire dénombre 150 UFC/mL de SCP, on considère qu'il y en a réellement entre 75 et 300 UFC/mL.

2.3.1.3. Résultats manquants

Un élevage cas n'ayant pas été enquêté, il a été exclu de l'enquête. Concernant les 20 autres élevages, aucune question n'a été omise pour aucune des variables, et on dispose donc de 20 observations pour chaque variable.

Sur les 3 élevages soumis à des prélèvements en bout de canne et individuels, des données sont manquantes :

- il est mentionné dans le tableau synthétisant les résultats des prélèvements individuels (Tableau XXVIII) le nombre d'observations disponibles pour chaque variable.
- Seuls les résultats en bout de canne de 2 élevages sont disponibles et présentés en 2.2.3.

2.3.1.4. Traitement des données

Les tests statistiques employés pour comparer les populations cas et témoins ainsi que pour évaluer l'impact de chaque variable sur les CCSt ou les TBCt sont uniquement des tests non paramétriques, car les variables ne répondent pas aux critères nécessaires à la réalisation d'autres tests. Ils sont moins sensibles mais cependant robustes.

Pour évaluer les effets des pratiques d'élevages les unes par rapport aux autres sur les CCSt, une approche descriptive (AFCM) a été choisie étant donné l'effectif d'élevages enquêtés. Elle permet de visualiser quelles variables d'intérêt sont le plus fréquemment associées au sein des 20 élevages, et quel est leur poids relatif.

2.3.2. Résultats

2.3.2.1. Analyses bactériologiques

2.3.2.1.1. Relations entre le Bactoscan FC® et la méthode de référence

Des différences significatives existent entre le dénombrement après culture et le comptage automatisé pour les prélèvements de laits de tank effectués dans les 20 élevages (le Bactoscan FC® donne des résultats en moyenne 7 % moindres que le dénombrement après culture). Mais compte-tenu des incertitudes de mesure liées à la technique du dénombrement, cette différence observée est peut-être due au faible nombre de prélèvements dont nous disposons, puisque 80 % des élevages ont des ratios B / C (comptages automatisés / dénombrement après culture) compris entre 0,5 et 2 (*cf.* 2.2.2.1). Cette hypothèse paraît d'autant plus cohérente que sur les prélèvements individuels, des différences significatives sont également mises en évidence entre les 2 méthodes, mais avec des résultats de comptage automatisé moindres que ceux après dénombrement.

2.3.2.1.2. Flores dénombrées

En premier lieu nous soulignons le fait que seuls 11 élevages sur les 20 ont un ratio Sf / SPCt enq compris entre 0,25 et 4 (*cf.* 2.2.2.3), ce qui indique que nous ne connaissons pas bien les types de flore caractérisant ces laits, particulièrement pour les élevages cas (6 élevages sur les 14 avec un ratio inférieur à 0,25). De plus, les pourcentages que nous utilisons sont calculés après écartement des valeurs supérieures à 400 %, ce qui réduit encore l'effectif sur lequel nous basons ces mesures.

Les seules différences significatives entre les élevages cas et les témoins dans les dénombrements comme dans les pourcentages concernent les % CC30 et % CC44. La moyenne des % CC30 est identique dans les élevages cas et témoins (3,5 %), mais les 9 plus faibles pourcentages sont issus des élevages cas ; et les % CC44 sont plus élevés pour les élevages témoins (3,4 % *Vs* 0,6 %).

Nota Bene : nous n'incluons pas ici les mycoplasmes étant donné leur supposée faible participation au SPCt (*cf.* 2.2.2.2, fin du paragraphe).

2.3.2.1.2.1. Germes psychrotrophes et Pseudomonas spp.

Les germes psychrotrophes constituent la flore la plus représentée dans nos prélèvements (38 000 UFC/mL, 60 % du SPCt, dont la moitié de *Pseudomonas spp.*). Les dénombrements sont plus importants chez les cas que chez les témoins (49 000 *Vs* 11 000 UFC/mL) mais les pourcentages sont inverses (40 *Vs* 109 %). % Pseudo et % Psychro sont corrélés négativement à SPCt enq, et % Pseudo à CCSt enq également (*cf.* Tableau XXV). On retrouve cela sur l'AFCM : en effet, PY1 est proche de CU3 et PY3 de CU1 sur l'axe factoriel 1 de l'analyse (*cf.* Figure 32), ce qui indique que les plus fortes proportions en germes psychrotrophes se rencontrent dans les élevages à faible TBCt, et par voie de conséquence que les forts TBCt ne seraient pas dus à ce type de flore.

2.3.2.1.2.2. Coliformes

Les CC30, à hauteur de 1100 UFC/mL, représentent 3,5 % du SPCt (les CC44, groupe plus restreint et plus centré sur les germes fécaux moins de 1,5 %). Les % CC30 sont quasi égaux entre les cas et les témoins (3,48 % *Vs* 3,46 %). Ces valeurs sont du même ordre de grandeur que celles relevées dans la bibliographie (Tirard-Collet et al., 1 % (52)). Les % CC30 et % CC44 sont négativement corrélés à SPCt enq et TBCt enq (*cf.* Tableau XXV). Les faibles % CC30 (C31) et les forts SPCt (CU3) sont proches sur l'axe 1 de l'AFCM, sur lequel ils sont particulièrement bien représentés (les 2 modalités sont très peu représentées sur les axes 2 et 3) (*cf.* Figure

32 et Figure 33). Là encore, cela tend à conjecturer que les forts TBCt ne sont pas dus à cette flore.

2.3.2.1.2.3. SCP

Les SCP représentent moins de 5 % du SPCt (1 600 UFC/mL pour 4,23 % du SPCt chez les cas *Vs* 919 et 6,3 chez les témoins). % SCP est négativement corrélé à CCSt enq et SPCt enq (*cf.* Tableau XXV). Sur l'AFCM, on observe que les modalités CU3 et SC1 sont assez proches sur les axes 1 et 2, et la distance est plus faible encore entre CU1 et SC3. Les plus forts pourcentages en SCP sont donc retrouvés dans les élevages avec les plus faibles SPCt.

Au bilan, il apparaît que les élevages dont le SPCt est élevé tendent à avoir des laits relativement pauvres en SCP et en coliformes par rapport à l'ensemble des élevages enquêtés. De plus, le dénombrement de la flore psychrotrophe augmente d'un facteur 4 entre les cas et les témoins (49 000 *Vs* 11 000 UFC/mL) mais pas en proportion (40 *Vs* 109 %). En conclusion, les concentrations en germes totaux élevées sont donc vraisemblablement imputables à une autre flore que celles analysées dans notre étude. Ce sentiment est renforcé par le fait que tous les élevages présentant des ratios Sf /SPCt enq inférieurs à 0,25 sont des élevages cas.

A cela s'ajoutent :

- La forte amplitude de variation des TBC entre les lots de chèvres au cours d'une traite, d'un facteur 1 à 4 (*cf.* 2.2.3).
- Les isolats des prélèvements individuels, dont 60 % n'ont pas été identifiés, et constitués de *Pseudomonas spp.* pour 40 % du SPCi moyen, de SCP pour 16 % et CC30 pour 1 %. Les *Pseudomonas* étant rarement impliqués dans les IIM (*cf.* 1.1.1.2), on suppose donc que leur présence traduit un délai de mise en culture un peu trop long. Compte-tenu que les prélèvements ont été effectués sur des

chèvres à CCSi élevées - fortement susceptibles d'être atteintes d'IIM subclinique, il n'est pas étonnant de ne retrouver des SCP et des coliformes qu'en quantité modeste étant donnée leur faible implication dans ce type d'affection (ce sont plutôt des germes provoquant des IIM cliniques).

Cela conduit à penser que les germes impliqués dans les fortes élévations des TBCt (en dehors des problèmes de refroidissement du lait ou de défaut d'hygiène flagrant, ce qui n'est pas le cas ici au vu des proportions de coliformes et de germes psychrotrophes, mais qui constituent néanmoins des causes fréquentes (52) (56)) sont en grande partie des germes d'origine animale, véhiculés entre autres par les animaux atteints d'IIM subclinique, mais aussi par la peau saine des trayons. Les SCN notamment constituent très vraisemblablement une part importante de la flore non investiguée ici, puisqu'ils représentent dans certaines études telles que celle de Tormo et al. la flore majoritaire des prélèvements (50). Les flores technologiques (dont les bactéries lactiques), non dénombrées ici, sont plausiblement présentes en quantité non négligeable (*cf.* partie bibliographique, 1.1.2.1).

2.3.2.2. Corrélations entre les variables d'étude, et impact des variables mises en classe sur les CCSt et les TBCt

Les principales corrélations établies sont :

- Tous les CCSt (2009 et enq) et les comptages de germes totaux (TBCt 2009, TBCt enq et SPCt enq) sont positivement liés entre eux (p<0,001).
- 5 variables sont corrélées à la fois aux CCSt et au TBCt (% Mort, Statut myc, Précocité ttt, Ttt local, Mortalité suite mam clin).
- 7 variables sont uniquement corrélées aux CCSt (% M Déséq, Ttt général, Réf sur CCSi, % LL, LL, Désaisonnement, Réf sur abcès)

- 4 variables sont uniquement corrélées aux TBCt (Quota, Analyse myc, Nb postes/trayeur, Pb suite mam clin).

Le signe des corrélations pour les variables qualitatives s'interprète à la lumière du codage employé (*cf.* Tableau XXXI et Tableau XXXII). Ces interprétations sont incluses dans les paragraphes suivants.

La mise en classe des variables aboutit à des ensembles de celles-ci impactant les CCSt et/ou les TBCt légèrement différents. La variable Quota était positivement corrélée aux TBCt (ce qui avait déjà été observé dans de précédentes études, *cf.* 1.1.2.2.1), mais sa mise en classe l'évince de la catégorie des variables impactant les 2 paramètres d'intérêt. Les valeurs chiffrées des CCSt et des TBCt évoquées dans ce paragraphe proviennent respectivement du Tableau XXXIII et du Tableau XXXIV.

Concernant les 7 variables impactant les CCSt et les TBCt (5 d'entre elles présentaient des corrélations significatives) :

- Les CCSt et les TBCt augmentent avec % Mort : pour des pourcentages de mortalité inférieurs à 5 %, compris entre 5 et 10 % ou supérieurs à 10 %, les moyennes des CCSt sont respectivement de 1 328 000, 2 338 000 et 2 723 000 cellules/mL ; et celles des TBCt sont égales à 11 500, 55 100 et 55 400 UFC/mL. Le pourcentage de mortalité est un reflet de l'état de santé globale du troupeau : dans notre étude, plus celle-ci se dégrade et plus la qualité du lait se détériore.
- Les CCSt et les TBCt diffèrent suivant les modalités de % Réf : pour des pourcentages de réforme moyens (de 17,5 à 25 %), les CCSt et les TBCt sont les plus faibles (1 470 000 cellules/mL et 12 000 UFC/mL), ils sont les plus forts pour les faibles pourcentages de réforme (<17,5 %, 2 896 000 cellules/mL et 59 000 UFC/mL) et les valeurs moyennes (2 342 000 cellules/mL et 38 000 UFC/mL) sont observées dans les élevages à fort pourcentage de réforme (>25 %). L'explication la plus probable est que dans les troupeaux où il

y a peu de réformes, les animaux « à problème » sont conservés et contribuent à de mauvais résultats technico-économiques ; et les forts taux de réforme traduisent vraisemblablement des situations « critiques » où la santé du cheptel est globalement mauvaise.

- Les élevages où le traitement des cas cliniques est mis en œuvre précocement (c'est-à-dire dès la détection par l'éleveur) et où il est systématique ont des TBCt et des CCSt moindres. Lorsque le traitement est systématique, le TBCt moyen est de 39 000 UFC/mL (*Vs* 63 000) et la CCSt moyenne de 2 076 000 cellules/mL (*Vs* 2 790 000). Les élevages où le traitement est précoce ont en moyenne un TBCt de 41 000 UFC/mL et une CCSt de 2 118 000 cellules/mL (*Vs* 67 000 et 2 977 000). Cela rejoint les conclusions d'études précédentes (*cf.* 1.3.2.1.1) qui démontrent une amélioration de la qualité du lait lors du traitement des cas cliniques, bien que ce dernier soit économiquement discutable.

- Les élevages pour lesquels des mycoplasmes avaient été détectés dans les laits de tank (précédemment à l'étude) ont des CCSt et des TBCt supérieurs à ceux pour lesquels les prélèvements étaient négatifs (respectivement 2 758 000 cellules/mL et 71 000 UFC/mL *Vs* 1 607 000 et 24 000). Les élevages dont le statut est inconnu ont des résultats intermédiaires (2 102 000 cellules/mL et 32 000 UFC/mL), ce qui laisse supposer que certains d'entre eux sont sains et les autres infectés. Concernant les CCSt notamment, ce constat va dans le même sens que des travaux antérieurs (*cf.* 1.2.5.2).

- Lorsqu'il y a des mortalités suite à des mammites cliniques (en général dues à *S. aureus*), les TBCt et CCSt sont plus élevés que dans le cas contraire (2 703 000 cellules/mL et 73 000 UFC/mL *Vs* 2 068 000 et 32 000). Comme le lait des animaux détectés en mammite clinique ne rejoint pas le tank, cette association est peut-être à rattacher à l'association des forts CCSt et TBCt avec les fortes mortalités totales, ou encore à la plus forte proportion d'animaux atteints d'IIM (cliniques ET subcliniques) dans ces élevages.

A propos des variables impactant uniquement les CCSt :

- % M déséq était corrélé positivement aux CCSt et a une incidence, mais les moyennes des groupes pour lesquels le pourcentage de mamelles déséquilibrées est inférieur à 5 % ou compris entre 5 et 10 % sont égales (2 067 000 et 2 063 000 cellules/mL). Seuls les troupeaux fortement atteints (>10 % de mamelles déséquilibrées) présentent des CCSt beaucoup plus élevées (3 192 000 cellules/mL). Les mamelles déséquilibrées sont le reflet d'affections chroniques, et il n'est donc pas surprenant de retrouver ce facteur comme étant à risque.

- LL et % LL influe, de manière inattendue car contraire à ce qui est rapporté dans la bibliographie (*cf.* 1.3.1.3.1.2) : les corrélations existantes avec les CCSt sont négatives, ce qui signifie que les CCSt les plus faibles sont dans les troupeaux où il n'y a pas de lactations longues ou tout au moins de faibles pourcentages de chèvres concernées (2 621 000 cellules/mL dans les troupeaux avec moins de 10 % de chèvres en lactation longue contre 1 959 000 dans le cas contraire).

- Les élevages où une partie des animaux font l'objet d'un désaisonnement ont des CCSt inférieures aux autres (1 850 000 *Vs* 2 478 000 cellules/mL). Or leur nombre moyen de mois de mises-bas est significativement plus élevé que les autres (3,8 *Vs* 3,3 mois) (p<0,05). La littérature donnait la tendance inverse, en envisageant que des mises-bas plus étalées étaient responsables d'un plus grand nombre d'IIM bactériennes consécutif à une augmentation de la pression bactérienne dans l'environnement (*cf.* 1.3.1.3.2.2).

- Etonnamment également, les CCSt sont significativement plus élevées dans les élevages où les CCSi ou la présence d'abcès aux mamelles sont prises en compte dans les critères de réforme principaux (respectivement 2 577 000 *Vs* 2 002 000 cellules/mL pour la prise en compte des CCSi et 2 604 000 *Vs* 2 121 000 pour la prise en compte des abcès). Pour ce qui concerne la prise en compte des abcès, cela doit venir du fait que 5 élevages témoins (donc à faibles CCSt) ont répondu ne pas retenir ce critère, sûrement car ils ne sont pas concernés par ce type de problème. Pour la prise en compte des CCSi, le constat que nous faisons est d'autant plus surprenant qu'il est sûr que la réforme des chèvres à hautes CCSi est un des moyens de lutte les plus efficaces (*cf.* 1.3.2.2). Cependant, l'élaboration de ce critère doit en être à l'origine, car on considérait qu'il était positif dans le cas où la réforme sur CCSi faisait parmi des 3 premiers critères utilisés. Or tout en en faisant partie, ce type de réforme peut ne s'appliquer que sur quelques pourcents des animaux (le critère essentiel chez l'ensemble des éleveurs interrogés était et de loin la production insuffisante, suivie le plus souvent de l'âge des animaux). Le critère employé était donc vraisemblablement trop souple, en ce sens qu'on le considérait positif pour des éleveurs qui finalement n'en devaient tenir que peu compte.

Pour les 2 dernières variables impactant seulement les TBCt :

- Le nombre de postes par trayeur joue sur le TBCt : 39 000 UFC/mL lorsqu'il y en a moins de 16 contre 60 000 dans le cas contraire. Il est difficile d'imputer cela à un élément en particulier : on peut en effet envisager qu'un plus grand nombre de postes par trayeur engendre par manque de temps une préparation des trayons moins soignée, des phénomènes de surtraite, une moins bonne détection des animaux atteints d'IIM etc…

- Enfin la pratique d'analyses régulières sur le lait de tank pour la recherche de mycoplasmes est réalisée dans des élevages où les TBCt sont supérieurs aux autres (62 *Vs* 36 000 UFC/mL). L'hypothèse la plus probable est que ces élevages doivent être ou ont été atteints par des mycoplasmes et que les éleveurs surveillent donc particulièrement ce paramètre. Paradoxalement, la présence attestée dc mycoplasmes est lié dans notre étude à des forts CCSt et TBCt, mais les mycoplasmes ne semblent pas être à l'origine des forts TBCt puisque dans tous les élevages où ils ont été détectés, les ratios Sf / SPCt sont tous compris entre 0,25 et 4 (*cf.* Tableau XXIV).

2.3.2.3. Hiérarchisation des facteurs d'élevage liés aux CCSt

L'AFCM réalisée sur les variables retenues (détaillées dans le Tableau XXXV) prenant en compte de manière simultanée l'ensemble des variables d'intérêt avait pour but de hiérarchiser les facteurs impactant les CCSt les uns par rapport aux autres (en observant les variables les plus proches graphiquement). Cette analyse, ajoutée aux tests préalables, permet donc de dégager les éléments les plus importants de notre étude, qui sont :

- L'association des fortes CCSt avec les forts pourcentages de mortalité (>10 %), les faibles pourcentages de réforme (<17,5 %), les forts pourcentages de mamelles déséquilibrées (>10 %) et l'absence de traitement systématique des IIM détectées. Ces résultats sont conformes à ce qui est rapporté dans la bibliographie. L'association des faibles pourcentages de réforme avec les forts pourcentages de mortalité est naturellement retrouvée, les éleveurs étant contraints à moins réformer lorsqu'il y a beaucoup de mortalité. Le traitement systématique des cas de mammites cliniques, même s'il est controversé économiquement parlant, paraît être une mesure efficace dans notre étude. Les mamelles déséquilibrées sont consécutives à des IIM chroniques, et le fort pourcentage d'animaux concernés (fortement susceptibles d'avoir des CCSi élevées) contribue à maintenir des CCSt élevées.
- Dans la même logique, les faibles CCSt en opposition avec les forts taux de mortalité globale, et la présence de mortalité consécutivement à des mammites cliniques. De plus, les faibles CCSt sont associées aux pourcentages de réforme moyens (17,5 à 25 %). Comme on le disait précédemment, les élevages qui n'appartiennent pas à cette classe sont certainement soit dans une situation de conservation des animaux à problème (même s'ils ne sont pas forcément très nombreux), soit submergés par leur trop grand nombre.
- Les résultats inattendus concernant le pourcentage de chèvres en lactation longue et la prise en compte des CCSi dans les critères de

réforme, probablement dus pour cette dernière à la définition de la variable (*cf.* ci-dessus).

- le rôle ambigu des mycoplasmes, les résultats obtenus se contredisant. La variable Statut myc est corrélée aux CCSt et aux TBCt, et sur l'AFCM les fortes CCSt sont en opposition avec l'absence de mycoplasmes, de même que les faibles CCSt le sont avec leur présence avérée. Mais les élevages ayant des prélèvements positifs au cours des 3 mois d'enquête ont des ratios Sf/SPCt enq supérieurs à 0,25, et ceux avec des ratios inférieurs à 0,25 sont très majoritairement indemnes de mycoplasmes. Ce n'est donc apparemment pas ces germes qui sont les principaux responsables des augmentations des TBCt, bien que leur présence en induise (ainsi que des CCSt). La difficulté de leur culture et le manque de sensibilité qui en résulte expliquent peut-être en partie ces résultats. Des techniques de dénombrement, non disponibles à l'heure actuelle, permettrait d'investiguer un peu plus ce sujet.

Certains de ces résultats corroborent ceux des principales études menées sur cette problématique de forts CCSt /TBCt. Zweifel et al. (56) ainsi que Koop et al. (5) rapportent en effet une forte association entre le mois de prélèvement ou le mois de lactation (les deux étant vraisemblablement liés) et les TBCt et CCSt. Les seconds auteurs ont aussi trouvé des TBCt et CCSt plus faibles dans les élevages où les animaux atteints d'IIM étaient réformés plutôt que traités.

Les autres facteurs en revanche, bien que souvent cités comme intervenant dans la littérature, ressortent ici avec beaucoup d'importance alors qu'ils sont moins mis en avant dans ces études, masqués entre autres par des facteurs que nous n'avons pas investigués tels que le délai de stockage (52) (56).

Conclusion

Le facteur majeur d'augmentation des CCSt est la présence de chèvres atteintes de mammites subcliniques, qui constituent de loin les mammites les plus fréquentes de l'espèce caprine. Les principaux agents pathogènes isolés des quartiers infectés sont les SCN et suivent le modèle épidémiologique des mammites de traite. Les moyens de lutte les plus efficaces sont donc des mesures de prévention au moment de la traite, ainsi que l'élimination des animaux atteints (traitement et réforme). Pour ce qui est des TBCt, les facteurs majeurs de variation sont le délai de stockage, les manquements graves aux règles d'hygiène et les IIM.

L'étude expérimentale que nous avons menée auprès de 20 élevages met en lumière que dans les élevages à fortes CCSt (par ailleurs fortement corrélés aux TBCt), on retrouve en effet fréquemment une forte proportion d'animaux ayant des mamelles déséquilibrées (>10 %) qui sont le reflet d'infections chroniques, mais aussi des taux de mortalité élevés (>10 %) et de réforme faibles (<17,5 %) - qui témoignent d'un état de santé du troupeau altéré et d'une conservation potentielle des animaux à risque, ainsi qu'une absence de traitement systématique des IIM cliniques détectées (avec là encore des animaux à risque qui ne sont pas « écartés »).

Les analyses bactériologiques réalisées sur les différents types de prélèvements indiquent que les germes psychrotrophes composent la flore majoritaire des élevages à faibles concentrations en germes totaux, et confirment que ni ceux-ci, ni les coliformes, ni encore les SCP ne sont à l'origine des forts TBCt observés, qui sont imputables à des germes d'origine animale.

Bibliographie

1. **DE CREMOUX, R., et al.** Relations entre les numérations cellulaires du lait et le statut infectieux de la mamelle chez la chèvre. *Renc. Rech. Rum.* 1994, Vol. 1, pp. 139-142.

2. **MORONI, P., et al.** Risk factors for intramammary infections and relationship with somatic-cell counts in Italian dairy goats. *Prev. Vet. Med.* 2005, Vol. 69, pp. 163-173.

3. **DE CREMOUX, R., et al.** Situation des comptages des cellules somatiques du lait de brebis et de chèvres en France. *Renc. Rech. Rum.* 1997, Vol. 4, pp. 269-272.

4. **DROKE, E. A., PAAPE, M. J. et DI CARLO, A. L.** Prevalence of high somatic cell counts in bulk tank goat milk. *J. Dairy Sci.* 1993, Vol. 76, 4, pp. 1035-1039.

5. **KOOP, G., NIELEN, M. et VAN WERVEN, T.** Bulk milk somatic cell counts are related to bulk milk total bacterial counts and several herd-level risk factors in dairy goats. *J. Dairy Sci.* 2009, Vol. 92, 9, pp. 4355-4364.

6. **PIRISI, A., LAURET, A. et DUBOEUF, J. P.** Basic and incentive payments for goat and sheep milk in relation to quality. *Small Rum. Res.* 2007, 68, pp. 167-178.

7. **PAAPE, M. J., et al.** Monitoring goat and sheep milk somatic cell counts. *Small Rum. Res.* 2007, Vol. 68, pp. 114-125.

8. **BAUDRY, C., et al.** Incidence de la concentration cellulaire du lait de chèvre sur sa production et sa composition. *Vet. Res.* 1997, Vol. 28, pp. 277-286.

9. **STUHR, T. et AULRICH, K.** Intramammary infections in dairy goats : recent knowledge and indicators for detection of subclinical mastitis. *Agric. Forest. Res.* 2010, Vol. 60, pp. 267-280.

10. **BES, M. et BRUN, Y.** Staphylococcus : actualités taxonomiques et identification. *Rev. Fr. Labo.* 2002, 343, pp. 23-30.

11. **BERGONIER, D., et al.** Les mammites des ovins et des caprins laitiers : étiologie, épidémiologie, contrôle. *Renc. Rech. Rum.* 1997, Vol. 4, pp. 251-260.

12. **NICOLLET, P.** *Lait de chèvres et résultats bactériologiques du Laboratoire – Identification des germes, importance du prélèvement et antibiorésistance.* 2010. pp. 995-1000, Recueil des Journées Nationales.

13. **AULRICH, K. et BARTH, K.** Intramammary infections caused by coagulase-negative staphylococci and the effect on somatic cell counts in dairy goats. *Agric. For. Res.* 2008, Vol. 58, pp. 59-64.

14. **CONTRERAS, A., et al.** The role of intramammary pathogens in dairy goats. *Livestock Prod. Sci.* 2003, Vol. 79, pp. 273-283.

15. **BAUDRY, C., et al.** Evaluation de l'efficacité du post-trempage chez la chèvre. *Rev. Méd. Vét.* 11 2000, Vol. 151, 11, pp. 1035-1040.

16. **DE CREMOUX, R.** *Caractérisation et entérotoxigénicité des souches de S. aureus en filière caprine, identification des risques de contamination et étude d'outils de contrôle en vue de leur maîtrise, de la production à la transformation.* Institut de l'Elevage. 2008. 150838016.

17. **MERCIER, P., et al.** Evaluation de la qualité hygiénique des laits de chèvre. *Renc. Rech. Rum.* 2000, 7, p. 312.

18. **CONTRERAS, A., et al.** Mastitis in small ruminants. *Small Rum. Res.* 2007, Vol. 68, pp. 145-153.

19. **BERGONIER, D., et al.** Mastitis of dairy small ruminants. *Vet. Res.* 2003, Vol. 34, pp. 689-716.

20. **MCDOUGALL, S.** Recovery of bacteria from goat's milk following freezing and the prevalence of bacterial infection in milk from goats with an elevated somatic cell count. *New Zealand Vet. J.* 2000, Vol. 48, pp. 27-29.

21. **CONTRERAS, A., et al.** Prevalence and aetiology of non-clinical intramammary infection in Murciano-Granadina goats. *Small Rum. Res.* 1995, Vol. 17, pp. 71-78.

22. **LEITNER, G., et al.** Aetiology of intramammary infection and its effect on milk composition in goat flocks. *J. Dairy Res.* 2007, Vol. 74, pp. 186-193.

23. **DEINHOFER, M. et PERNTHANER, A.** Staphylococcus spp. as mastitis-related pathogens in goat milk. *Vet. Microbiol.* 1995, Vol. 43, pp. 161-166.

24. **VERNOZY ROZAND, C., et al.** Identification of micrococcaceae isolated from goat's milk and cheese in the Poitou-Charentes region. *Int. J. Food Microbiol.* 1996, Vol. 30, pp. 373-378.

25. **ZUNDEL, E., et al.** Contamination du lait de chèvre par Listeria monocytogenes : caractérisation des animaux excréteurs par la mamelle. *Renc. Rech. Rum.* 1997, 4, pp. 343-346.

26. **AMEH, J. A. et TARI, I. S.** Observations of the prevalence of caprine mastitis in relation to predisposing factors in Maiduguri. *Small Rum. Res.* 2000, 35, pp. 1-5.

27. **CONTRERAS, A., et al.** Persistence of subclinical intramammary pathogens in goats throughout lactation. *J. Dairy Sci.* 1997, Vol. 80, 11, pp. 2815-2819.

28. **BERGONNIER, D. et BERTHELOT, X.** Mycoplasmoses des petits ruminants : le syndrome de l'agalactie contagieuse. *Bull. Acad. Vét. Fr.* 2008, Vol. 161, 2, pp. 167-177.

29. **LEBOEUF, A. et BELANGER, D.** Epidémiologie de l'arthrite-encéphalite caprine : revue des connaissances. *Méd. Vét. Québec.* 2003, Vol. 33, 1 et 2, pp. 39-42.

30. **SANCHEZ, A., et al.** Realtionship between infection with caprine arthritis encephalitis virus, intramammary bacterial infection and somatic cell counts in dairy goats. *Vet. Rec.* 2001, Vol. 148, pp. 711-714.

31. **LUENGO, C., et al.** Influence of intramammary infection and non-infection factors on somatic cell counts in dairy goats. *J. Dairy Res.* 2004, Vol. 71, pp. 169-174.

32. **AL GRAIBAWI, M. A. A., SHARMA, V. K. et AL SHAMMARI, A. J.** Microbial pathogens from goat mastitis and phage-typing of Staphylococcus aureus isolates. *Comp. Imm. Microbiol. Inf. Diseases.* 1986, Vol. 9, 1, pp. 23-28.

33. **GILBERT, F. B., et al.** Dépistage par ELISA des mammites à Staphylococcus aureus chez la chèvre. *Renc. Rech. Rum.* 2006, 13, p. 447.

34. **CONTRERAS, A., PAAPE, M. J. et MILLER, R. H.** Prevalence of subclinical intramammary infection caused by Staphylococcus epidermidis in a commercial dairy goat herd. *Small Rum. Res.* 1999, Vol. 31, pp. 203-208.

35. **SANCHEZ, A., CONTRERAS, A. et CORRALES, J. C.** Parity as a risk factor for caprine subclinical intramammary infection. *Small Rum. Res.* 1999, Vol. 31, pp. 197-201.

36. **BOSCOS, C., et al.** Prevalence of subclinical mastitis and influence of breed, parity, stage of lactation and mammary bacteriological status on Coulter Counter counts and California Mastitis Test in the milk of Saanen and autochtonous greek goats. *Small Rum. Res.* 1996, Vol. 21, pp. 139-147.

37. **MCDOUGALL, S., et al.** Relationships among somatic cell count, California Mastitis Test, impedance and bacteriological status of milk in goats and sheep in early lactation. *Small Rum. Res.* 2001, Vol. 40, pp. 245-254.

38. **MCDOUGALL, S., et al.** Prevalence and incidence of subclinical mastitis in goats and dairy ewes in Vermont, USA. *Small Rum. Res.* 2002, Vol. 46, pp. 115-121.

39. **MIN, B. R., TOMITA, G. et HART, S. P.** Effect of subclinical intramammary infection on somatic cell counts and chemical composition of goat's milk. *J. Dairy Res.* 2007, Vol. 74, pp. 204-210.

40. **MORONI, P., et al.** Subclinical mastitis and antimicrobial susceptibility of Staphylococcus caprae and Staphylococcus epidermidis isolated from two italian goat herds. *J. Dairy Sci.* 2005, Vol. 88, 5, pp. 1694-1704.

41. **SANCHEZ, A., et al.** Effect of intramammary infection by Staphylococcus caprae on somatic cell counts and milk composition in goats. *J. Dairy Res.* 2002, Vol. 69, pp. 325-328.

42. **MERCIER, P., et al.** Etude de l'efficacité d'un traitement antibiotique au cours du tarissement chez la chèvre. *Rec. Méd. Vét.* 1998, Vol. 174, 5 et 6, pp. 7-14.

43. **LEITNER, G., et al.** Effect of subclinical intramammary infection on somatic cell counts, NAGase activity and gross composition of goat's milk. *J. Dairy Res.* 2004, Vol. 71, pp. 311-315.

44. **MCDOUGALL, S., et al.** Diagnosis and treatment of subclinical mastitis in early lactation in dairy goats. *J. Dairy Sci.* 2010, Vol. 93, 10, pp. 4710-4721.

45. **LERONDELLE, C. et POUTREL, B.** Characteristics of non-clinical mammary infections of goats. *Ann. Rech. Vet.* 1984, Vol. 15, 1, pp. 105-112.

46. **BOGOLIN, I. et VASIU, C.** Treatment of subclinical intramammary infections in small ruminants. *Vet. Med.* 2008, Vol. 65, 2, pp. 298-303.

47. **DUMOULIN, E. et PERETZ, G.** Qualité bactériologique du lait cru de chèvre en France. *Lait.* 1993, Vol. 73, pp. 475-483.

48. **LODI, R.** Qualité bactériologique du lait cru de chèvre en Italie. *Lait.* 1993, Vol. 73, pp. 473-474.

49. **MUEHLHERR, J. E., et al.** Microbiological quality of raw goat's and ewe's bulk-tank milk in Switzerland. *J. Dairy Sci.* 2003, Vol. 86, 12, pp. 3849-3856.

50. **TORMO, H., ALI HAIMOUD LEKHAL, D. et LOPEZ, C.** Flore microbienne des laits crus de chèvre destinés à la transformation fromagère et pratiques des producteurs. *Renc. Rech. Rum.* 2007, 14, pp. 87-90.

51. **KOOP, G., et al.** Repeatability of differential goat bulk milk culture and associations with somatic cell count, total bacterial count, and standard plate count. *J. Dairy Sci.* 2010, Vol. 93, 6, pp. 2569-2573.

52. **TIRARD-COLLET, P., et al.** A study of the microbiological quality of goat milk in Quebec. *J. Food Prot.* 1991, Vol. 54, 4, pp. 263-266.

53. **ZUNDEL, E., et al.** Listeria monocytogenes en élevage caprin : relations entre souches isolées de l'environnement, des animaux et du lait de tank. *Renc. Rech. Rum.* 2005, Vol. 12, p. 404.

54. **ZUNDEL, E., et al.** Virulence de Listeria monocytogenes en biofilm : conséquences en élevage laitier. *Renc. Rech. Rum.* 2003, Vol. 10, pp. 211-214.

55. **TORMO, H., ALI HAIMOUD LEKHAL, D. et LAITHIER, C.** Les microflores utiles des laits crus de vache et de chèvre : principaux réservoirs et impact de certaines pratiques d'élevage. *Renc. Rech. Rum.* 2006, 13, pp. 305-308.

56. **ZWEIFEL, C., et al.** Influence of different factors in milk production on standard plate count of raw small ruminant's bulk-tank milk in Switzerland. *Small Rum. Res.* 2005, 58, pp. 63-70.

57. **DE CREMOUX, R., et al.** Evaluation de la contamination par Staphylococcus aureus des laits de tank et de citerne en filière caprine. *Renc. Rech. Rum.* 2006, 13, p. 420.

58. **ZENG, S. S., et al.** Effect of extended storage on microbiological quality, somatic cell count, and composition of raw goat milk on a farm. *J. Food Prot.* 2007, Vol. 70, 5, pp. 1281-1285.

59. **ZENG, S. S. et ESCOBAR, E. N.** Effect of breed and milking method on somatic cell count, standard plate count and composition of goat milk. *Small Rum. Res.* 1996, 19, pp. 169-175.

60. **NINANE, V., et al.** Evaluation du Bactoscan FC pour la numération des bactéries du lait cru. *Lait.* 2000, Vol. 80, pp. 527-538.

61. **PERRIN, G. et BAUDRY, C.** Numérations cellulaires du lait de chèvre. *Lait.* 1993, Vol. 73, pp. 489-497.

62. **LEITNER, G., MERIN, U. et SILANIKOVE, N.** Effects of glandular bacterial infection and stage of lactation on milk clotting parameters : comparison among cows, goats and sheep. *Int. Dairy J.* 2011, Vol. 21, pp. 279-285.

63. **DULIN, A. M., et al.** Effect of parity, stage of lactation, and intramammary infection on concentration of somatic cells and cytoplasmic particles in goat milk. *J. Dairy Sci.* 1983, Vol. 66, 11, pp. 2426-2433.

64. **CONTRERAS, A., et al.** Physiological threshold of somatic cell count and California Mastitis Test for diagnosis of caprine subclinical mastitis. *Small Rum. Res.* 1996, Vol. 21, pp. 259-264.

65. **POUTREL, B. et LERONDELLE, C.** Cell content of goat milk : California Mastitis Test, Coulter Counter, and Fossomatic for predicting half infection. *J. Dairy Sci.* 1983, Vol. 66, 12, pp. 2275-2279.

66. **ZENG, S. S., et al.** Comparative study of the effects on testing laboratory, counting method, storage and shipment on somatic cell count in goat milk. *Small Rum. Res.* 1999, 31, pp. 103-107.

67. **RAYNAL-LJUTOVAC, K., et al.** Somatic cells of goat and sheep milk : analytical, sanitary, productive and technological aspects. *Small Rum. Res.* 2007, Vol. 68, pp. 126-144.

68. **WILSON, D. J., STEWART, K. N. et SEARS, P. M.** Effects of stage of lactation, production, parity and season on somatic cell counts in infected and uninfected dairy goats. *Small Rum. Res.* 1995, Vol. 16, pp. 165-169.

69. **KARZIS, J., DONKIN, E. F. et PETZER, I. M.** The influence of intramammary antibiotic treatment, presence of bacteria, stage of lactation and parity in dairy goats as measured by the California Milk Cell Test and somatic cell counts. *Onderstepoort J. Vet. Res.* 2007, Vol. 74, pp. 161-167.

70. **HAENLEIN, G. F. W.** Realtionship of somatic cell counts in goat milk to mastitis and productivity. *Small Rum. Res.* 2002, Vol. 45, pp. 163-178.

71. **ZENG, S. S. et ESCOBAR, E. N.** Effect of parity and milk production on somatic cell count, standard plate count and composition of goat milk. *Small Rum. Res.* 1995, 17, pp. 269-274.

72. **CHRISTODOULOPOULOS, G., et al.** Influence of oestrus on the heat stability and other characteristics of milk from dairy goats. *J. Dairy Res.* 2008, Vol. 75, pp. 64-68.

73. **MORONI, P., et al.** Influence of oestrus of dairy goats on somatic cell count, milk traits, and sex steroid receptors in the mammary gland. *J. Dairy Sci.* 2007, Vol. 90, 2, pp. 790-797.

74. **MCDOUGALL, S. et VOERMANS, M.** Influence of oestrus on somatic cell count in dairy goats. *J. Dairy Sci.* 2002, Vol. 85, 2, pp. 378-383.

75. **POUTREL, B., et al.** Control of intramammary infections in goats : impact on somatic cell counts. *J. Anim. Sci.* 1997, Vol. 75, pp. 566-570.

76. **LEITNER, G., et al.** The effect of caprine arthritis encephalitis virus infection on production in goats. *Vet. J.* 2010, Vol. 183, pp. 328-331.

77. **NORD, K. et ADNOY, T.** Effects of infection by caprine arthritis-encephalitis virus on milk production of goats. *J. Dairy Sci.* 1997, Vol. 80, 10, pp. 2391-2397.

78. **TURIN, L., et al.** Correlation between milk parameters en CAEV seropositive and negative primiparous goats during an eradication program in italian farm. *Small Rum. Res.* 2005, Vol. 57, pp. 73-79.

79. **LEITNER, G. MERIN et SILANIKOVE, N.** Changes in milk composition as affected by subclinical mastitis in goats. *J. Dairy Sci.* 2004, Vol. 87, 6, pp. 1719-1726.

80. **DE CREMOUX, R., et al.** Incidence des infections et du degré d'inflammation de la mamelle sur la production laitière chez la chèvre. *Renc. Rech. Rum.* 1996, Vol. 3, pp. 165-166.

81. **BERNACKA, H.** Cytological quality of goat milk on the basis of the somatic cell count. *J. Central Eur. Agric.* 2006, Vol. 7, 4, pp. 773-778.

82. **PARK, Y. W. et HUMPHREY, R. D.** Bacterial cell counts in goat milk and their correlations with somatic cell counts, percent fat, and protein. *J. Dairy Sci.* 1986, Vol. 69, 1, pp. 32-37.

83. **DE CREMOUX, R.** *Définitionde règles d'interprétation optimales des comptages de cellules somatiques de troupeaux chez la chèvre.* Institut de l'élevage. 2003. 130231022(23)-RM473.

84. **VALLE, J., et al.** Staphylococci isolated from healthy goats. *J. Vet. Med. B.* 1991, Vol. 28, pp. 81-89.

85. **LE SCOUARNEC, J., GUEZ, V. et BOURREAU, P.** Facteurs de variation des concentrations cellulaires dans le lait de chèvre. *Renc. Rech. Rum.* 2003, Vol. 10, p. 303.

86. **DE CREMOUX, R., HEUCHEL, V. et CHATELAIN, Y.-M.** Evaluation de stratégies de contrôle des comptages de cellules somatiques des laits de mélange en élevage caprin. *Renc. Rech. Rum.* 2001, Vol. 8, pp. 157-160.

87. **PERETZ, G. et BUGNARD, F.** Facteurs influant sur la contamination du lait de chèvre par Staphylococcus aureus. Résultats d'une étude dans 53 élevages. *Renc. Rech. Rum.* 1994, 1, pp. 269-272.

88. **DE CREMOUX, R., HEUCHEL, V. et BERNY, F.** Description et interprétation des comptages de cellules somatiques de laits de troupeau en élevage caprin. *Renc. Rech. Rum.* 2001, 8, p. 381.

89. **MORONI, P., et al.** Antibiotic susceptibility of coagulase-negative staphylococci isolated from goat's milk. *Int. J. Antimicrobial Agents.* 2004, Vol. 23, pp. 637-640.

90. **BUSWELL, J. F., KNIGHT, C. H. et BARBER, D. M. L.** Antibiotic persistence and tolerance in the lactating goat following intramammary therapy. *Vet. Rec.* 1989, Vol. 125, pp. 301-303.

91. **MAVROGIANNI, V. S., ALEXOPOULOS, C. et FTHENAKIS, G. C.** Field evaluation of flunixin meglumine in the supportive treatment of caprine mastitis. *J. Vet. Pharmacol. Therap.* 2004, Vol. 27, pp. 373-375.

92. **DE CREMOUX, R.** Numérations cellulaires et infection mammaires chez la chèvre : des armes pour combattre. *La chèvre.* 2002, 253.

93. **LEFRILEUX, Y., et al.** Intérêt de la palpation des mamelles chez la chèvre laitière pour le diagnostic des infections mammaires. *Renc. Rech. Rum.* 1999, 6, p. 209.

94. **LAITHIER, C., et al.** Les biofilms dans les exploitations fabriquant des fromages de chèvre à coagulation lactique : localisation, nature et rôle sur la qualité des produits. *Renc. Rech. Rum.* 2004, 11, p. 112.

95. **LAITHIER, C., et al.** Efficacité en laboratoire puis en exploitations de procédures de nettoyage / désinfection sur la sélection positive des biofilms. *Renc. Rech. Rum.* 2005, 12, pp. 367-370.

96. **MENARD, J. L., et al.** Facteurs de troupeau associés à la contamination du lait de chèvre par Listeria monocytogenes. *Renc. Rech. Rum.* 2005, 12, p. 405.

97. **BARTH, K., et al.** Somatic cell count, lactoferrin and NAGase activity in milk of infected and non-infected udder halves of dairy goats. *Small Rum. Res.* 2010, Vol. 94, pp. 161-166.

98. **OLISZEWSKI, R., et al.** Assessment of Beta-glucuronidase levels in goat's milk as an indicator of mastitis : comparison with other mastitis detection methods. *J. Food Prot.* 2002, Vol. 65, 5, pp. 864-866.

99. **HISS, S., MEYER, T. et SAUERWEIN, H.** Lactoferrin concentrations in goat milk throughout lactation. *Small Rum. Res.* 2008, Vol. 80, pp. 87-90.

100. **DRACKOVA, M., et al.** Determination of lactoferrin in goat milk by HPLC method. *Czech J. Food Sci.* 2009, Vol. 27, pp. S102-104.

101. **TANGORRA, F. M., et al.** Milk electrical conductivity and mastitis status in dairy goats : results from a pilot study. *Small. Rum. Res.* 2010, 90, pp. 109-113.

Annexes

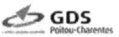

Enquête germes en exploitation caprine

Commémoratifs et questionnaire infections mammaires

Cheptel avec problèmes de germes : ☐ oui ☐ non

Depuis combien de temps ☐ plusieurs mois

☐ plusieurs années

Suite épisodes mammites cliniques ☐ oui ☐ non

Cheptel témoin ☐ oui ☐ non

Nom de l'intervenant :

Date de la visite :………………...

Élevage : ……………………………
……………………………………Téléphone :……………………………

Nom :……………………………… E mail :……………………………..

Adresse :……………………………

……………………………………
……………………………………Laiterie :………………………………………
.

N° cheptel :……………………… Vétérinaire traitant :………………

Effectif :

Effectif	Année n	Année n -1	Année n -2
Chèvres			
Chevrettes Renouvellement			
Boucs			

Caractéristiques de l'exploitation :

Races : ☐ Alpine ☐ Saanen ☐ Mixte ☐ Autre

Adhérent contrôle laitier ☐ oui ☐ non

Nb de controles :

Insémination artificielle ☐ oui ☐ non

Date création atelier :

Atelier en croisière ☐ en augmentation ☐

Référence : réalisée ☐ oui ☐ non

Indemne CAEV : ☐ oui ☐ non

Mortalité (2009) :

	Adultes (> 12 mois)
Nombre	
Alerte	>5%
Causes	Digestifs Listériose Paratuberculose Mammites Mise bas Pulmonaires Mycoplasme Mort brutale Autres

Résultats numérations cellulaires et germes de lait de tank (voir laiterie ou lilco)

Numération cellulaires du lait de tank (x 1000 / ml)						
Mois	2008	Qualité	2009	Qualité	2010	Qualité
1 :						
2 :						
3 :						
4 :						
5 :						
6 :						
7 :						
8 :						
9 :						
10 :						
11 :						
12 :						

Numération germes (x 1000 / ml)			
Mois	2008	2009	2010
1 :			
2 :			
3 :			
4 :			
5 :			
6 :			
7 :			
8 :			
9 :			
10 :			
11 :			
12 :			

Conduite d'élevage :

Allotement   - Gestion par lot :   ☐ oui   ☐ non

                 - Critères   ☐ date mise bas

                                      ☐ âge

                                      ☐ production

                                      ☐ cellules

Reproduction : période de mise bas

Chèvres :   janv   fév   mars   avr   mai   juin   juil   août   sep   oct   nov   déc

                    ☐   ☐   ☐   ☐   ☐ ☐   ☐   ☐   ☐   ☐   ☐ ☐

Chevrettes :   ☐   ☐   ☐   ☐   ☐ ☐   ☐   ☐   ☐   ☐   ☐

Lactation longue :   ☐ oui   ☐ non   %

Désaisonnement :   ☐ oui   ☐ non

Alimentation :   ration sèche :   ☐ oui   ☐ non

                     Ration humide :   ☐ oui   ☐ non

Ambiance générale :

Surface / chèvre   ☐ < 1.5m²   ☐ > 1.5m²

Ventilation :   ☐ suffisante   ☐ insuffisante

État des litières :

Nature du sol chèvrerie   ☐ Béton   ☐ Terre battue

Température litière :   ☐ <40°C   ☐ >40°C

                                ☐ Litière sèche   ☐ litière humide

Paillage :

Fréquence : ☐ tous les jours   ☐ tous les 2 jours   ☐ > 2 jours

Quantité de paille par chèvre / jour ☐ < 0.5kg   ☐ > 0.5kg

Curage : ☐ tous les mois   ☐ tous les 2 mois   ☐ > 2 mois

Utilisation asséchant litière :   ☐ oui   ☐ non

Produit :   Fréquence :

Présence de zones souillées ou humides :   ☐ oui   ☐ non

Abreuvement :

Origine eau :   ☐ puits   ☐ forage   ☐ réseau

Nombre de chèvres / abreuvoir :

Nature :   ☐ pipette   ☐ niveau constant

Analyse eau   ☐ <1 / an   ☐ > 1 / an

Potabilité,   ☐ oui   ☐ non

Traitement eau :   ☐ oui   ☐ non   ☐ sans objet

                    ☐ chlore   ☐ autre

Désinfection :

Bâtiment chèvres   ☐ oui   ☐ non

Fréquence : ☐ nulle   ☐ > 1X / an   ☐ <1X / an
Rythme :

Produits utilisés

Dératisation :   ☐ oui   ☐ non   Rythme :

Désinsectisation   ☐ oui   ☐ non

Présence de mouches lors de la visite   ☐ oui   ☐ non

Produit utilisé :   Fréquence :

Qualité du lait :   Hygiène et technique de traite

Nombre de trayeurs / traite : ☐ 1   ☐ 2   ☐ >2   ☐ Variable

Y a t'il changement de trayeur en cours d'année ☐ oui ☐ non

☐ souvent ☐ rarement

Nombre poste / trayeur : ☐ <16 ☐ >16

Nettoyage systématique des mains avant la traite : ☐ oui ☐ non ☐ +/-

Ordre de traite vis à vis des primipares : ☐ oui ☐ non

Ordre de traite vis à vis des chèvres infectées : ☐ oui ☐ non

Pré-trempage : ☐ oui ☐ non Produit :

Post-trempage : ☐ oui ☐ non Produit :

Utilisation pré, post trempage depuis quand :

Élimination des 1ers jets : ☐ oui ☐ non

État sanitaire :

Nombre de chèvres

- gros genoux (%) : + (< 5%) ++ (5 – 10%) +++ (> 10%)
- mamelles déséquilibrées (%) : + (<5%) ++ (5-10%) +++(>10%)
- présence mycoplasme : ☐ oui ☐ non
- statut : ☐ connu ☐ inconnu
- analyse régulière lait tank :
o Mycoplasme : ☐ oui ☐ non
o Autre (bactério) : ☐ oui ☐ non
  Résultats :

- Analyse lait de mammite ☐ oui ☐ non
  Résultats :

Mammites cliniques :

Symptômes pris en compte : ☐ animaux tristes, prostrés

☐ modification de la mamelle

☐ modification du lait

☐ prise de température rectale

Identification des animaux présentant une mammite ☐ oui ☐ non

Instauration d'une traite manuelle pour les animaux en mammite clinique

☐ oui ☐ non

Traite en fin de lot des animaux infectés ☐ oui ☐ non

Désinfection des griffes après passage des animaux en mammite

☐ oui ☐ non

Traitement systématique dès les 1ers signes de mammite ☐ oui ☐ non

Traitement par voie locale en cas de mammite :

☐ jamais ☐ parfois ☐ systém.

Trait^t par voie générale en cas de mammite :

☐ jamais ☐ parfois ☐ systém.

Devenir des animaux mammiteux

☐ poursuite de la lactation

☐ réforme immédiate

☐ réforme différée après la mise bas

☐ tarissement immédiat

Observation des cas de mammites cliniques	Nombre d'animaux		
	2008	2009	2010
Mammite gangreneuse			
Mammite aiguë			
Chute brutale de production en lactation			

Tarissement : ☐ brutal ☐ progressif ☐ absence

Durée moyenne de tarissement

Traitement antibiotique au tarissement

☐ systématique ☐ sélectif ☐ absence

si sélectif seuil retenu : ☐ chèvre I ☐ chèvre G ☐ Autre

Traitement par voie locale ☐ oui ☐ non

Lequel ☐ Nafpenzal (AMM caprine)

☐ Spéciorlac (cas particulier : mycoplasmes)

☐ Autre lequel :

Produits utilisés en 2008 : Produits utilisés en 2007 :

Dose employée par demi-mamelle ☐ 1 seringue ☐ ½ seringue

Traitement par voie générale ☐ oui ☐ non ☐ sélectif

Lequel : rythme et dose :

Désinfection des trayons avant traitement ☐ oui ☐ non

Désinfection des trayons après traitement ☐ oui ☐ non

Réforme (2009)

Cause	Production insuffisante	Age	Patho-logie	Infer-tilité	Cellules	Accid^t	Amaig^t
Nombre							
Hiérarchisation							

Si réforme sur qualité du lait, critère retenu :

Perte ½ mamelle ☐ oui ☐ non

Numération cellulaire élevée ☐ oui ☐ non

Si ce critère est employé, préciser seuil : **I G G* Autre :**

Mamelle déséquilibrée ☐ oui ☐ non

Abcès ☐ oui ☐ non

Induration mamelles ☐ oui ☐ non

Évolution de l'état sanitaire du troupeau (prendre en compte l'avant dernier contrôle laitier)

	2009	2008	2007
Nb de chèvres saines **S**			
Nb de chèvres infectées par un pathogène mineur **I**			
Nb de chèvres infectées par un pathogène majeur **G**			
Nb de chèvres infectées dites incurables **G ***			
Nb de primipares infectées dès le 2° contrôle (>750000)			

Classification sanitaire des chèvres :

NCI entre le 15ème et le 250ème jour de lactation ; au moins 6 contrôles	
3 NCI > 2 000 000 c/ml	G (gravement infectée)
Au moins 2 NCI > 750 000 c/ml et moins 3 NCI < 2 000 000 c/ml	I (modérément infectée
Au + 1 NCI > 750 000 c/ml	S (saine)

Chèvre considérée « incurable » si :

- De plus elle a été atteinte d'une mammite clinique durant sa lactation, ou si sa mamelle présente des lésions visibles (fort déséquilibre) ou des lésions palpables (abcès, nodules, indurations, ganglions rétromammaires hypertrophiés)
- Ou classée G, G*, ou I lors de la lactation précédente et dont le 1er comptage sur la lactation en cours est > 2 000 000 c/ml $\Rightarrow$ identification par *

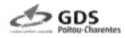

Enquête germes en exploitation caprine

Volet installation de traite

Élevage : .... Téléphone : ....

Nom : .... E mail : ....

Adresse : ....

.... Laiterie : ....

N° cheptel : .... Vétérinaire traitant :...............

Date de la visite : .... Intervenant : ....

1. Analyse « bout de canne » ☐ oui ☐ non
Résultats lot par lot

2. Hygiène des locaux et du matériel

<u>État extérieur de propreté du matériel de traite :</u>

Manchons : ....☐ bon ☐ moyen ☐ mauvais

Tuyaux de lait : ....☐ bon ☐ moyen ☐ mauvais

Tuyaux à air : ....☐ bon ☐ moyen ☐ mauvais

Joints : ....☐ bon ☐ moyen ☐ mauvais

<u>État extérieur de propreté :</u>

Manchons : ....☐ bon ☐ moyen ☐ mauvais

Pot/trayeur/couvercle: ....☐ bon ☐ moyen ☐ mauvais

Lactoduc : ....☐ bon ☐ moyen ☐ mauvais

Bocal : ....☐ bon ☐ moyen ☐ mauvais

Piège sanitaire : ....☐ bon ☐ moyen ☐ mauvais

Canalisation air : ....☐ bon ☐ moyen ☐ mauvais

Stockage du matériel de traite (griffe, bidon,…)

Chauffe-eau :

Capacité : _____ litres

Température eau sortie chauffe-eau : _____

Origine de l'eau : ☐ réseau ☐ puits ☐ forage

Potable : ☐ oui ☐ non ☐ ne sait pas

Analyse eau : ☐ < 1an ☐ > 1 an

Traitement eau chlore : ☐ oui ☐ non ☐ autre ☐ sans objet

État propreté laiterie / salle de traite

Laiterie : sol : ☐ carrelage ☐ peinture ☐ béton

Propreté ☐ bonne ☐ moyenne ☐ mauvaise

Murs : ☐ carrelage ☐ peinture ☐ nu

Propreté ☐ bonne ☐ moyenne ☐ mauvaise

Ventilation/aération : ☐ bonne ☐ moyenne ☐ insuffisante

Propreté salle de traite : ☐ bonne ☐ moyenne ☐ mauvaise

Lavage régulier du sol : ☐ oui ☐ non

Tank :

Propreté extérieure de la cuve : .☐ bon ☐ moyen ☐ mauvais

Propreté extérieure du condenseur : ☐ bon ☐ moyen ☐ mauvais

Propreté intérieure : ....☐ bon ☐ moyen ☐ mauvais

Température du lait durant stockage : | |

Température affichée   : | |

Temps de refroidissement du lait : ☐ correct ☐ à surveiller ☐ mauvais

(intervalle de temps entre traite et fin de refroidissement)

Mise en route du tank (1ère traite) : ☐ avant traite ☐ pendant ☐ après

Lavage automatique du tank : ☐ oui   ☐ non

Surcapacité   ☐ oui   ☐ non

La méthode de lavage :

L'installation de traite :

Fréquence des lavages   : ☐ 0   ☐ 1 ☐ 2   fois par jour

Utilisation de l'eau chaude   : ☐ 0   ☐ 1 ☐ 2   fois par jour

Utilisation détergent   : ☐ 0   ☐ 1 ☐ 2   fois par jour

Alternance acide/alcalin satisfaisante :   ☐ oui   ☐ non

Concentration du détergent   : | % |

Préchauffage du lactoduc avant lavage avec détergent :

☐ Pré-lavage eau tiède circuit ouvert

☐ Pré-lavage aussitôt la traite eau froide puis poussage à eau chaude avant lavage

☐ Pas de pré-chauffage

Température de lavage avec détergent : | |

Temps de lavage avec détergent : | |

Présence de turbulence   ☐ oui   ☐ non

Rinçage eau froide circuit ouvert après lavage : ☐ oui   ☐ non

Nettoyage extérieur des griffes :   ☐ oui   ☐ non

Tank :

Rinçage intérieur au jet : ☐ oui ☐ non

Brossage intérieur :Eau chaude ☐ oui ☐ non

Utilisation détergent : ☐ oui ☐ non

Alternance détergent : ☐ oui ☐ non

Rinçage eau froide après lavage : ☐ oui ☐ non

Lavage automatique ☐ oui ☐ non

Hygiène de traite en pot

Transvasement immédiat du pot trayeur au tank du lait d'une chèvre traite :

☐ oui ☐ non

Propreté du récipient intermédiaire : ☐ bon ☐ moyen ☐ mauvais

Après caprinage ou traitement de chèvre, en cas de traite sur pot ou bidon :

Propreté tuyau à air : ☐ bon ☐ moyen ☐ mauvais

Propreté couvercle : ....☐ bon ☐ moyen ☐ mauvais

Propreté joint : ....☐ bon ☐ moyen ☐ mauvais

Propreté pot ou bidon : ☐ bon ☐ moyen ☐ mauvais

3. Installation de traite :

- Date de mise en service : ....
- Description générale : ☐ en chèvrerie ☐ salle de traite
  ☐ pots trayeurs ☐ lactoduc
- Si salle de traite :
  o Nombre de quais : ....
  o Nombre de places / quai :......
  o Nombre total de pots ou de postes .
  o Lactoduc : ☐ ligne haute ☐ ligne basse
    bouclé ☐ oui ☐ non

170

- Réglage de l'installation de traite :

Niveau de vide :	
Pulsation :	Fréquence :	
	Rapport :	

- Fréquence de contrôle de l'installation :
    - Date du dernier contrôle : ....
      fait par :   contrôleur agréé : ☐ oui ☐ non
- Réparations – modifications effectuées :   ☐ oui   ☐ non
- Fréquence de changement des manchons :   ....
- Date de dernier changement : ......principales anomalies : ....
....

4. Corrections apportées depuis apparition des germes :
- Nettoyage complet installation traite   ☐ oui   ☐ non
    - Démontage canalisations   ☐ oui   ☐ non
    - Passage « furet »   ☐ oui   ☐ non
    - Nettoyage filtres   ☐ oui   ☐ non
    - Corrections « optitraite » effectuées   ☐ oui   ☐ non
    - Double nettoyage Acide / Base à la suite ?   ☐ oui ☐ non
- Animaux :
    - Traitement tarissement   ☐ oui ☐ non ☐ fait avant
    - Pré-trempage   ☐ oui   ☐ non
    - Post-trempage   ☐ oui   ☐ non
    - Trempage faisceaux trayeurs entre chaque chèvre
      ☐ oui   ☐ non

171

- Autres modifications effectuées :

Analyse des correspondances multiples sur les flores

Nombre d'observations : 20   Nombre de variables : 5

- SPCt
- %PSY
- %SCP

- %CC30
- C/T

Variable	Classe		Code	Effectif
	Nb.	Définition		
SPCt (x 1000 UFC/mL)	3	SPCt de 6 à 17	CU1	7
		SPCt >17 à 86	CU2	7
		SPCt >86 à 263	CU3	6
%PSY (%)	3	%PSY de 2 à 19	PY1	7
		%PSY >19 à 112	PY2	7
		%PSY >112 à 1071	PY3	6
%SCP	3	%SCP de 0 à 0,77	SC1	7
		%SCP >0,77 à 4,29	SC2	7
		%SCP >4,29à 21	SC3	6
%CC30	3	%CC30 de 0,05 à 0,6	C31	7
		%CC30 >0,6 à 1,97	C32	7
		%CC30 >1,97 à 960,3	C33	6
C/T	2	Elevages cas	CAS	14
		Elevages témoins	TEM	6

Nombre total de classes : 14.
Nombre de variables supplémentaires : 1→ C/T

Tableau de Burt

Tableau des effectifs

| | | SPCt | | | %PSY | | | %SCP | | | %CC30 | | | C/T | |
		CU1	CU2	CU3	PY1	PY2	PY3	SC1	SC2	SC3	C31	C32	C33	CAS	TEM
SPCt	CU1	7													
	CU2	0	7												
	CU3	0	0	6											
%PSY	PY1	1	3	3	7										
	PY2	2	2	3	0	7									
	PY3	4	2	0	0	0	6								
%SCP	SC1	1	2	4	3	3	1	7							
	SC2	1	4	2	3	1	3	0	7						
	SC3	5	1	0	1	3	2	0	0	6					
%CC30	C31	0	2	5	4	3	0	5	2	0	7				
	C32	5	1	1	2	2	3	2	2	3	0	7			
	C33	2	4	0	1	2	3	0	3	3	0	0	6		
C/T	CAS	2	6	6	6	5	3	6	5	3	7	3	4	14	
	TEM	5	1	0	1	2	3	1	2	3	0	4	2	0	6

Tableau des proportions (en pour mille par ligne)

	SPCt			%PSY			%SCP			%CC30			C/T	
	CU1	CU2	CU3	PY1	PY2	PY3	SC1	SC2	SC3	C31	C32	C33	CAS	TEM
SPCt CU1	350	0	0	143	286	667	143	143	833	0	714	333	143	833
CU2	0	350	0	429	286	333	286	571	167	286	143	667	429	167
CU3	0	0	300	429	429	0	571	286	0	714	143	0	429	0
%PSY PY1	143	429	500	350	0	0	429	429	167	571	286	167	429	167
PY2	286	286	500	0	350	0	429	143	500	429	286	333	357	333
PY3	571	286	0	0	0	300	143	429	333	0	429	500	214	500
%SCP SC1	143	286	667	429	429	167	350	0	0	714	286	0	429	167
SC2	143	571	333	429	143	500	0	350	0	286	286	500	357	333
SC3	714	143	0	143	429	333	0	0	300	0	429	500	214	500
%CC30 C31	0	286	833	571	429	0	714	286	0	350	0	0	500	0
C32	714	143	167	286	286	500	286	286	500	0	350	0	214	667
C33	286	571	0	143	286	500	0	429	500	0	0	300	286	333
C/T CAS	286	857	1000	857	714	500	857	714	500	1000	429	667	700	0
TEM	714	143	0	143	286	500	143	286	500	0	571	333	0	300

Valeurs propres et vecteurs propres

Inertie totale 2

1ère colonne : valeurs propres (variances sur les axes principaux)
2ème colonne : contribution à l'inertie totale (pourcentages expliqués par les axes principaux)
3ème colonne : contribution cumulée à l'inertie totale (pourcentages cumulés expliqués par les axes principaux)

Valeur propre	% Exp.	% Cum.
0,65	33	33
0,43	22	54
0,30	15	69

Vecteurs propres (coefficients des modalités des variables dans l'équation linéaire des axes principaux)

CU1	-1,256	-1,137	-0,458
CU2	-0,010	1,641	0,500
CU3	1,484	-0,588	-0,048
PY1	0,785	0,430	-1,116
PY2	0,242	-0,764	1,958
PY3	-1,191	0,389	-0,982
SC1	1,124	-0,707	-0,063
SC2	-0,043	1,505	-0,839
SC3	-1,254	-0,932	1,051
C31	1,497	-0,146	0,134
C32	-0,709	-1,039	-1,321
C33	-0,913	1,383	1,385

Etude des variables

1ère colonne : coordonnée
2ème colonne : cosinus carré (qualité de la représentation)
3ème colonne : contribution relative à l'inertie expliquée par l'axe

		CU1	CU2	CU3		PY1	PY2	PY3		SC1	SC2	SC3
	Poids (%)	35	35	30		35	35	30		35	35	30
Axes principaux	Axe 1	-1,013	-0,008	1,196		0,633	0,195	-0,960		0,907	-0,035	-1,011
		0,552	0,000	0,614		0,216	0,021	0,395		0,443	0,001	0,438
		13,8	0,0	16,5	30,3	5,4	0,5	10,6	16,5	11,1	0,0	11,8
	Axe 2	-0,748	1,080	-0,387		0,283	-0,503	0,256		-0,465	0,991	-0,613
		0,302	0,628	0,064		0,043	0,136	0,028		0,116	0,529	0,161
		11,3	23,6	2,6	37,5	1,6	5,1	1,1	7,9	4,4	19,8	6,5
	Axe 3	-0,250	0,272	-0,026		-0,608	1,068	-0,536		-0,034	-,0457	0,573
		0,034	0,040	0,000		0,199	0,614	0,123		0,001	0,113	0,141
		1,8	2,2	0,0	4,0	10,9	33,5	7,2	51,7	0,0	6,2	8,3

Variables prises en compte dans l'analyse

	Poids (%)	C31	C32	C33		Variables supplémentaires	
						TEM	CAS
Poids (%)		35	35	30			
Axe 1 (22,9)		1,207	-0,572	-,0736		-0,826	0,358
		0,785	0,176	0,232		0,292	0,299
		19,6	4,4	6,2	30,3		
Axe 2 (30,7)		-0,096	-0,684	0,910		-0,371	0,159
		0,005	0,252	0,355		0,059	0,059
		0,2	9,4	14,3	24,0		
Axe 3 (14,5)		0,0073	-0,720	0,755		-0,232	0,099
		0,003	0,279	0,245		0,023	0,023
		0,2	15,3	14,4	29,8		

Etude des individus

1ère colonne : coordonnée
2ème colonne : cosinus carré (qualité de la représentation)
3ème colonne : contribution relative à l'inertie expliquée par l'axe

	.1	.2	.3	.4	.5	.6	.7	.8	.9	.10	Individus pris en compte dans l'analyse	Axes principaux
	0,849	1,223	0,795	0,557	0,162	1,087	1,087	-0,539	-0,539	-0,483		Axe 1
	0,388	0,756	0,320	0,167	0,014	0,598	0,598	0,139	0,139	0,112		
	5,5	11,5	4,9	2,4	0,2	9,1	9,1	2,2	2,2	1,8		
	0,305	-0,252	0,002	0,858	-0,217	-0,551	-0,551	1,229	1,229	0,332		Axe 2
	0,050	0,032	0,000	0,396	0,025	0,154	0,154	0,721	0,721	0,053		
	1,1	0,7	0,0	8,5	0,5	3,5	3,5	17,4	17,4	1,3		
	-0,136	-0,273	0,301	-0,330	0,268	0,495	0,495	0,016	0,016	1,224		Axe 3
	0,010	0,038	0,046	0,059	0,039	0,124	0,124	0,000	0,000	0,714		
	0,3	1,3	1,5	1,8	1,2	4,1	4,1	0,0	0,0	25,2		

Axes principaux	.11	.12	.13	.14	.15	.16	.17	.18	.19	.20
Axe 1	0,379	1,223	-1,153	-0,609	-0,795	-0,045	-1,103	-0,800	-0,744	-0,508
	0,073	0,756	0,601	0,187	0,302	0,001	0,580	0,324	0,280	0,131
	1,1	11,5	10,2	2,8	4,9	0,0	9,3	4,9	4,3	2,0
Axe 2	0,077	-0,252	-0,074	-0,669	-0,362	1,24	-0,680	-0,071	-0,968	-0,624
	0,003	0,032	0,003	0,227	0,063	0,778	0,221	0,003	0,474	0,197
	0,1	0,7	0,1	5,2	1,5	17,7	5,3	0,1	10,8	4,5
Axe 3	-0,831	-0,273	0,249	-0,461	0,984	-0,017	-0,427	-0,900	0,308	-0,706
	0,349	0,038	0,028	0,107	0,462	0,000	0,087	0,410	0,048	0,252
	11,6	1,3	1,0	3,6	16,3	0,0	3,1	13,6	1,6	8,4

Graphiques Projection des individus et des modalités des variables

Graphe 1 :   Axe horizontal : 1   Axe vertical : 2

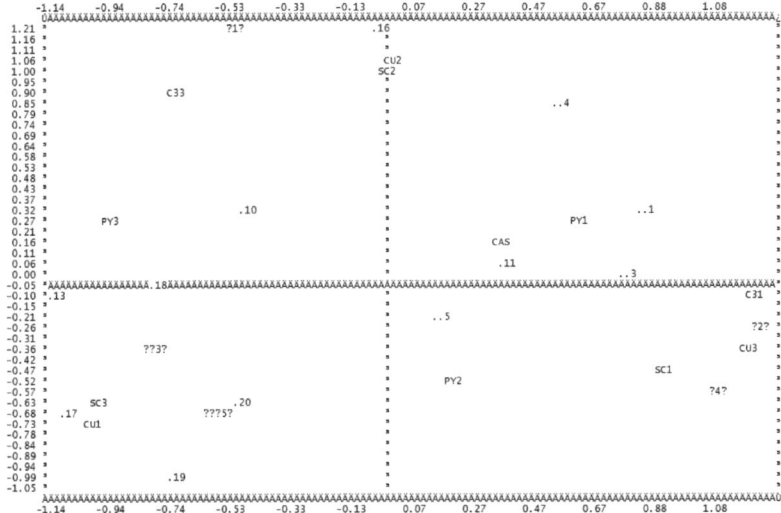

Points vus	Points cachés	Abscisse	Ordonnée
?1	..8	-0,539	1,229
?1	..9	-0,539	1,229
?2	..2	1,222	-0,252
?2	.12	1,222	-0,252
?3	TEM	-0,826	-0,371
?3	.15	-0,795	-0,362
?4	..6	1,087	-0,551
?4	..7	1,087	-0,551
?5	.14	-0,609	-0,670
?5	C32	-0,572	-0,684

Graphe 2 : Axe horizontal : 1 Axe vertical : 3

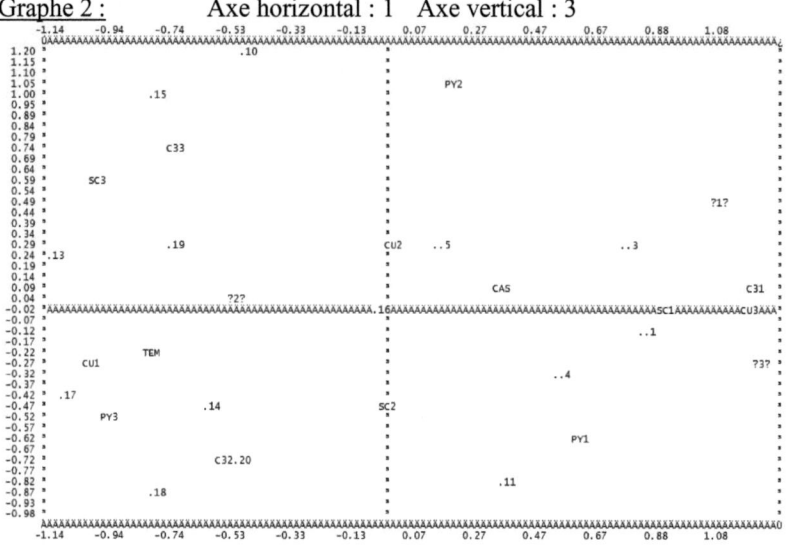

Points vus	Points cachés	Abscisse	Ordonnée
?1	..6	1,087	0,495
?1	..7	1,087	0,495
?2	..8	-0,539	0,016
?2	..9	-0,539	0,016
?3	..2	1,222	-0,273
?3	.12	1,222	-0,273

Graphe 3 :   Axe horizontal : 2   Axe vertical : 3

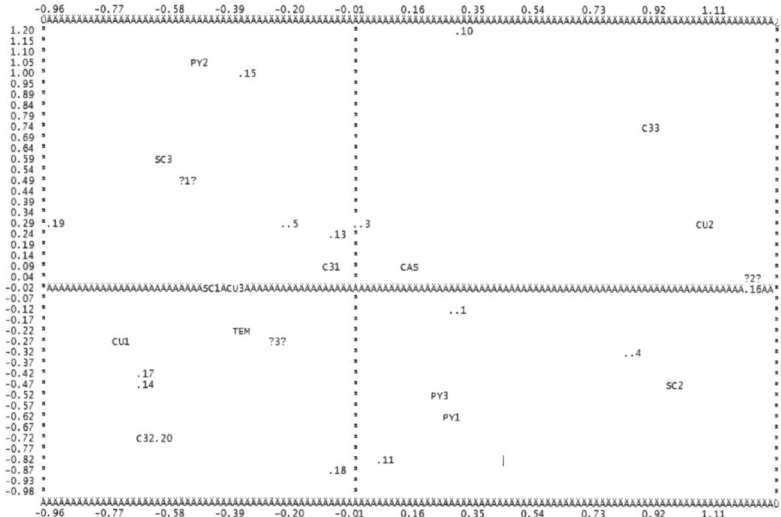

Points vus	Points cachés	Abscisse	Ordonnée
?1	..6	-0,551	0,495
?1	..7	-0,551	0,495
?2	..8	1,229	0,016
?2	..9	1,229	0,016
?3	..2	-0,252	-0,273
?3	.12	-0,252	-0,273

Analyse des correspondances multiples sur les variables d'enquête

Nombre d'observations : 20   Nombre de variables : 16

- CCSt
- MYC
- %MDES
- %REF
- %MORT
- MM
- DES
- %LL
- TLOC
- RCCSi
- C/T
- AMYC
- NPT
- QUOTA
- PbMC
- TGEN

Variable	Classe		Code	Effectif
	Nb.	Définition		
CCSt (x 1000 cellules/mL)	3	CCSt de 914 à 1932	CC1	7
		CCSt > 1932 à 2693	CC2	7
		CCSt > 2693 à 3691	CC3	6
MYC	3	Pas de mycoplasmes	0MY	3
		Statut inconnu	MY ?	9
		Présence de mycoplasmes	MYC	8
%MDES (%)	3	< 5	MD1	5
		5< <10	MD2	11
		> 10	MD3	4
%REF (%)	3	%REF de 6,9 à 17,5	%R1	6
		%REF >17,5 à 25	%R2	5
		%REF >25	%R3	9
%MORT	3	%MORT de 1,3 à 5	%M1	6
		%MORT >5 à 10	%M2	8
		%MORT >10	%M3	6
MM	2	Pas de mortalité pour mam clin	0MM	13
		Mortalité pour mam clin	MM	7
DES	2	Désaisonnement	DES	6
		Pas de désaisonnement	0DE	14
%LL (%)	2	%LL de 0 à 10	%L1	13
		%LL >10	%L2	7
TLOC	2	Ttt local systématique	TL	14
		Ttt local non systématique	0TL	6
RCCSi	2	Réforme sur critère CCSi	RC	10
		Pas de réforme sur critère CCSi	0RC	10
C/T	2	Elevages cas	CAS	14
		Elevages témoins	TEM	6
AMYC	2	Analyse rég du lait de tank (myc)	AMY	8
		Pas d'analyse rég	0AM	12
NPT	2	Nb postes/trayeur <16	NP	13
		>16	0NP	7
QUOTA (x 1000 L)	3	QUOTA de 60 à 215	QO1	7
		QUOTA >215 à 380	QO2	7
		QUOTA >380 à 700	QO3	6
PbMC	2	Pas de pb de mam clin	0MC	15
		Pb de mam clin	MC	5
TGEN	2	Ttt général systématique	TG	11
		Ttt général non systématique	0TG	9

Nombre total de classes : 38
Nombre de variables supplémentaires : 6→ C/T et suivantes.

Tableau de Burt

Tableau des effectifs

		CCSt (CC)			MYC (MY)			%MDES (MD)			%REF (%R)			%MORT (%M)			MM		DES (DE)	%LL (%L)		
		.1	.2	.3	0..	.?	.C	.1	.2	.3	.1	.2	.3	.1	.2	.3	0..	..	.S	0..	.1	.2
CCSt	.1	7																				
	.2	0	7																			
	.3	0	0	6																		
MYC	0..	2	1	0	3																	
	.?	4	3	2	0	9																
	.C	1	3	4	0	0	8															
%MDES	.1	2	2	1	1	3	1	5														
	.2	5	4	2	2	5	4	0	11													
	.3	0	1	3	0	1	3	0	0	4												
%REF	.1	0	2	4	0	3	3	2	2	2	6											
	.2	5	0	0	2	2	1	1	4	0	0	5										
	.3	2	5	2	1	4	4	2	5	2	0	0	9									
%MORT	.1	4	1	1	1	3	2	1	3	2	0	3	3	6								
	.2	3	4	1	2	3	3	1	6	1	2	2	4	0	8							
	.3	0	2	4	0	3	3	3	2	1	4	0	2	0	0	6						
MM	0..	7	3	3	2	8	3	4	7	2	3	5	5	5	4	4	13					
	..	0	4	3	1	1	5	1	4	2	3	0	4	1	4	2	0	7				

		TGEN		PbMC		QUOTA			NPT		AMYC		C/T		RCCSi		TLOC		%LL		DES	
		0..	..	..	0..	.3	.2	.1	0..	..	0..	..Y	T	C	0..	..	0..	..	.2	.1	0..	S
CCSt (CC)	.1	1	6	0	7	1	2	4	1	6	6	1	6	1	3	4	1	6	4	3	3	4
	.2	4	3	4	3	2	3	2	3	4	3	4	0	7	2	5	1	6	2	5	5	2
	.3	4	2	1	5	3	2	1	3	3	3	3	0	6	5	1	4	2	1	5	6	0
MYC (MY)	0..	1	2	0	3	0	1	2	0	3	2	1	2	1	0	3	0	3	2	1	2	1
	.?	4	5	2	7	1	4	4	2	7	7	2	3	6	5	4	2	7	1	8	6	3
	.C	4	4	3	5	5	2	1	5	3	3	5	1	7	5	3	4	4	4	4	6	2
%MDES (MD)	.1	2	3	2	3	2	1	2	3	2	3	2	2	3	2	3	2	3	4	4	3	2
	.2	5	6	1	10	3	5	3	3	8	6	5	4	7	5	6	1	0	1	6	8	3
	.3	2	2	2	2	1	1	2	1	3	3	1	0	4	3	1	3	1	1	3	3	1
%REF (%R)	.1	6	0	2	4	2	3	1	3	3	5	1	6	6	5	1	3	3	2	4	6	0
	.2	1	4	0	5	1	2	2	1	4	4	1	4	1	2	3	0	5	4	1	2	3
	.3	2	7	3	6	3	2	4	3	6	3	6	2	7	3	6	3	6	1	8	6	3
%MORT (%M)	.1	1	5	1	5	1	2	3	1	5	4	2	4	2	3	3	2	4	3	3	3	3
	.2	4	4	2	6	4	3	4	1	7	5	3	2	6	3	5	1	7	3	5	6	2
	.3	4	2	2	4	4	2	0	5	1	3	3	0	6	4	2	3	3	1	5	3	1
MM	0..	5	8	2	11	4	3	6	4	9	9	4	6	7	7	6	4	9	5	8	7	6
	..	4	3	3	4	2	4	1	3	4	3	4	0	7	3	4	2	5	2	5	7	0
DES (DE)	.S	1	5	2	4	2	1	3	2	4	4	2	4	2	2	4	1	5	3	3	0	6
	0..	8	6	3	11	4	6	4	5	9	8	6	2	1	8	6	5	9	4	10	14	
%LL (%L)	.1	6	7	4	9	3	5	5	4	9	7	6	2	1	7	6	5	8	0	13		
	.2	3	4	1	6	3	2	2	3	4	5	2	4	3	3	4	1	6	7			

Tableau des effectifs (suite)

		TLOC (TL)		RCCSi (RC)		C/T		AMYC (AM)		NPT (NP)		QUOTA (QO)			PbMC (MC)		TGEN (TG)	
		..	0..	..	0..	C	T	..y	0..	..	0..	..1	..2	..3	0..	..	..	0..
TLOC	..	14																
	0..	0	6															
RCCSi	..	8	2	10														
	0..	6	4	0	10													
C/T	C	9	5	6	8	14												
	T	5	1	4	2	0	6											
AMYC	..Y	6	2	5	3	7	1	8										
	0..	8	4	5	7	7	5	0	12									
NPT	..	9	4	7	6	8	5	3	0	13								
	0..	5	2	3	4	6	1	5	2	0	7							
QUOTA	..1	5	2	4	3	3	4	1	6	7	0	7						
	..2	5	2	4	3	6	1	2	5	6	1	0	7					
	..3	4	2	2	4	5	1	5	1	0	6	0	0	6				
PbMC	0..	11	4	7	8	9	6	6	9	11	4	5	6	4	15			
	..	3	2	3	2	5	0	2	3	2	3	2	1	2	0	5		
TGEN	..	8	3	7	4	6	5	4	7	8	3	5	3	3	8	3	11	
	0..	6	3	3	6	8	1	4	5	5	4	2	4	3	7	2	0	9

Tableau des proportions (en pour mille par ligne)

		CCSt			MYC			%MDES			%REF			%MORT		
		.1	.2	.3	0..	.?	.C	.1	.2	.3	.1	.2	.3	.1	.2	.3
CCSt (CC)	.1	350	0	0	667	444	125	400	455	0	0	10³	222	667	375	0
	.2	0	350	0	333	333	375	400	364	250	333	0	556	167	500	333
	.3	0	0	300	0	222	500	200	182	750	667	0	222	167	125	667
MYC (MY)	0..	286	143	0	150	0	0	200	182	0	0	400	111	167	250	0
	.?	571	429	333	0	450	0	600	455	250	500	400	444	500	375	500
	.C	143	429	667	0	0	400	200	364	750	500	200	444	333	375	500
%MDES (MD)	.1	286	286	167	333	333	125	250	0	0	333	200	222	167	125	500
	.2	714	571	333	667	556	500	0	550	0	333	800	556	500	750	333
	.3	0	143	500	0	111	375	0	0	200	333	0	222	333	125	167
%REF (%R)	.1	0	286	667	0	333	375	400	182	500	300	0	0	0	250	667
	.2	714	0	0	667	222	125	200	364	0	0	250	0	500	250	0
	.3	286	714	333	333	444	500	400	455	500	0	0	450	500	500	333
%MORT (%M)	.1	571	143	167	333	333	250	200	273	500	0	600	333	300	0	0
	.2	429	571	167	667	333	375	200	545	250	333	400	444	0	400	0
	.3	0	286	667	0	333	375	600	182	250	667	0	222	0	0	300
MM	0..	10³	429	500	667	889	375	800	636	500	500	10³	556	833	500	667
	..	0	571	500	333	111	625	200	364	500	500	0	444	167	500	333
DES (DE)	.S	571	286	0	333	333	250	400	273	250	0	600	333	500	250	167
	0..	429	714	10³	667	667	750	600	727	750	10³	400	667	500	750	833

NPT 0..	NPT ..	AMYC 0..	AMYC ..Y	C/T T	C/T C	RCCSi 0..	RCCSi ..	TLOC 0..	TLOC ..	%LL ..2	%LL ..1	DES 0..	DES ..S	MM ..	MM 0..		
143	462	500	125	10^3	71	300	400	167	429	571	231	214	667	0	538	..1	CCSt (CC)
429	308	250	500	0	500	200	500	167	429	286	385	357	333	571	231	..2	
429	231	250	375	0	429	500	100	667	143	143	385	429	0	429	231	..3	
0	231	167	125	333	71	0	300	0	214	286	77	143	167	143	154	0..	
286	538	583	250	500	429	500	400	333	500	143	615	429	500	143	615	..?	MYC (MY)
714	231	250	625	167	500	500	300	667	286	571	308	429	333	714	231	..C	
429	154	250	250	333	214	200	300	333	214	143	308	214	333	143	308	..1	%MDES (MD)
429	615	500	625	667	500	500	600	167	714	714	462	571	500	571	538	..2	
143	231	250	125	0	286	300	100	500	71	143	231	214	167	286	154	..3	
429	231	417	125	0	429	500	100	500	214	286	308	429	0	429	231	..1	%REF (%R)
143	308	333	125	667	71	200	300	0	357	571	77	143	500	0	385	..2	
429	462	250	750	333	500	300	600	500	429	143	615	429	500	571	385	..3	
143	385	333	250	667	143	300	300	333	286	429	231	214	500	143	385	..1	%MORT (%M)
143	538	417	375	333	429	300	500	167	500	429	385	429	333	571	308	..2	
714	77	250	375	0	429	400	200	500	214	143	385	357	167	286	308	..3	
571	692	750	500	10^3	500	700	600	667	643	714	615	500	10^3	0	650	0..	MM
429	308	250	500	0	500	300	400	333	357	286	385	500	0	350	0	..	
286	308	333	250	667	143	200	400	167	357	429	231	0	300	0	462	..S	DES (DE)
714	692	667	750	333	857	800	600	833	643	571	769	700	0	10^3	538	0..	

Category		TGEN		PbMC		QUOTA		
		0..	..	..	0..	.3	.2	.1
CCSt (CC)	.1	111	545	0	545	167	286	571
	.2	444	273	800	273	333	429	286
	.3	444	182	200	182	500	286	143
MYC (MY)	0..	111	182	0	182	0	143	286
	..?	444	455	400	455	167	571	571
	..C	444	364	600	364	833	286	143
%MDES (MD)	.1	22	273	400	273	333	143	286
	.2	556	545	200	545	500	714	429
	.3	222	182	400	182	167	143	286
%REF (%R)	.1	667	0	400	0	333	429	143
	.2	111	364	0	363	167	286	286
	.3	222	636	600	636	500	286	571
%MORT (%M)	.1	111	455	200	455	167	286	429
	.2	444	364	400	364	167	429	571
	.3	444	182	400	182	667	286	0
MM	0..	556	727	400	733	667	429	857
	..	444	273	600	267	333	571	143
DES (DE)	.S	111	455	400	267	333	143	429
	0..	889	545	600	733	667	857	571

		CCSt				MYC		%MDES			%REF			%MORT		
		.1	.2	.3	0..	.?	.C	.1	.2	.3	.1	.2	.3	.1	.2	.3
%LL (%L)	.1	429	714	833	333	889	500	800	545	750	667	200	889	500	625	833
	.2	571	286	167	667	111	500	200	455	250	333	800	111	500	375	167
TLOC (TL)	:.	857	857	333	10³	778	500	600	909	250	500	10³	667	667	875	500
	0..	143	143	667	0	222	500	400	91	750	500	0	333	333	125	500
RCCSi (RC)	:.	571	714	167	10³	444	375	600	545	250	167	600	667	500	625	333
	0..	429	286	833	0	556	625	400	455	750	833	400	333	500	375	667
C/T	C	143	10³	10³	333	667	875	600	636	10³	10³	200	778	333	750	10³
	T	857	0	0	667	333	125	400	364	0	0	800	222	667	250	0
AMYC (AM)	.:y	143	500	500	333	222	625	400	455	250	167	200	667	333	375	500
	0..	857	500	500	667	778	375	600	545	750	833	800	333	667	625	500
NPT (NP)	:.	857	500	500	10³	778	375	400	727	750	500	800	667	833	875	167
	0..	143	500	500	0	222	625	600	273	250	500	200	333	167	125	833
QUOTA (QO)	.1	571	167	167	667	444	125	400	273	500	167	400	444	500	500	0
	.2	286	333	333	333	444	250	200	455	250	500	400	222	333	375	333
	.3	143	500	500	0	111	625	400	273	250	333	200	333	667	125	667
PbMC (MC)	0..	10³	833	833	10³	778	625	600	909	500	667	10³	667	667	750	667
	:.	0	167	167	0	222	375	400	91	500	333	0	333	167	250	333
TGEN (TG)	:.	857	333	333	667	556	500	600	545	500	0	800	778	833	500	333
	0..	143	667	667	333	444	500	400	455	500	10³	200	222	167	500	667

		NPT		AMYC		C/T		RCCSi		TLOC		%LL		DES		MM	
		0..	..	0..	..Y	T	C	0..	..	0..	..	.2	.1	0..	.S	..	0..
%LL (%L)	..1	571	692	583	750	333	786	700	600	833	571	0	650	714	500	714	615
%LL (%L)	..2	429	308	417	250	667	214	300	400	167	429	350	0	286	500	286	385
TLOC (TL)	..	714	692	667	750	833	643	600	800	0	700	857	615	643	833	714	692
TLOC (TL)	0..	286	308	333	250	167	357	400	200	300	0	143	385	357	167	286	308
RCCSi (RC)	..	429	538	417	625	667	429	0	500	333	571	571	462	429	667	571	462
RCCSi (RC)	0..	571	462	583	375	333	571	500	0	667	429	429	538	571	333	429	538
C/T	C	857	615	583	875	0	700	800	600	833	643	429	846	857	333	10^3	538
C/T	T	143	385	417	125	300	0	200	400	167	357	571	154	143	667	0	462
AMYC (AM)	..y	714	231	0	400	167	500	300	500	333	429	286	462	429	333	571	308
AMYC (AM)	0..	286	769	600	0	833	500	700	500	667	571	714	538	571	667	429	692
NPT (NP)	..	0	650	833	375	833	571	600	700	667	643	571	692	643	667	571	692
NPT (NP)	0..	350	0	167	625	167	429	400	300	333	357	429	608	357	333	429	308
QUOTA (QO)	..1	0	538	500	125	667	214	300	400	333	357	286	385	286	500	143	462
QUOTA (QO)	..2	143	462	417	250	167	429	300	400	333	357	286	385	429	167	571	231
QUOTA (QO)	..3	857	0	83	625	167	357	400	200	333	286	429	231	286	333	286	308
PbMC (MC)	0..	571	846	750	750	10^3	643	800	700	667	786	857	692	786	667	571	846
PbMC (MC)	..	429	154	250	250	0	357	200	300	333	214	143	308	214	333	429	154
TGEN (TG)	..	429	615	583	500	833	429	400	700	500	571	571	538	429	833	429	615
TGEN (TG)	0..	571	385	417	500	167	571	600	300	500	429	429	462	571	167	571	385

	QUOTA			PbMC		TGEN	
	.1	.2	.3	0..	..	..	0..
%LL (%L) .1	714	714	500	600	800	636	667
%LL (%L) .2	286	286	500	400	200	364	333
TLOC (TL) :	714	714	667	733	600	727	667
TLOC (TL) 0.	286	286	333	267	400	273	333
RCCSi (RC) :	571	571	333	467	600	636	333
RCCSi (RC) 0.	429	429	667	533	400	364	667
C/T C	429	857	833	600	10^3	545	889
C/T T	571	143	167	400	0	455	111
AMYC (AM) .y	143	286	833	400	400	364	444
AMYC (AM) 0.	857	714	167	600	600	636	556
NPT (NP) :	10^3	857	0	733	400	727	556
NPT (NP) 0.	0	143	10^3	267	600	273	444
QUOTA (QO) .1	350	0	0	333	400	455	222
QUOTA (QO) .2	0	350	0	400	200	273	444
QUOTA (QO) .3	0	0	300	267	400	273	333
PbMC (MC) 0.	714	857	667	750	0	727	778
PbMC (MC) :	286	143	333	0	250	273	222
TGEN (TG) :	714	429	500	533	600	550	0
TGEN (TG) 0.	286	571	500	467	400	0	450

Valeurs propres et vecteurs propres

Inertie totale 1,5

1ère colonne : valeurs propres (variances sur les axes principaux)
2ème colonne : contribution à l'inertie totale (pourcentages expliqués par les axes principaux)
3ème colonne : contribution cumulée à l'inertie totale (pourcentages cumulés expliqués par les axes principaux)

Valeur propre	% Exp.	% Cum.
0,38	26	26
0,23	15	41
0,19	12	53

Vecteurs propres (coefficients des modalités des variables dans l'équation linéaire des axes principaux)

CC1	1,751	1,191	-0,184
CC2	-0,119	-2,015	0,932
CC3	-1,898	0,961	-0,874
0MY	1,922	-1,200	-0,893
MY ?	0,152	0,690	1,826
MYC	-0,888	-0,326	-1,719
MD1	-0,066	0,712	2,309
MD2	0,619	-0,641	-0,463
MD3	-1,612	0,874	-1,615
%R1	-1,621	0,874	-1,615
%R2	2,176	1,255	-1,294
%R3	-0,125	-1,019	0,953
%M1	0,894	1,393	-0,639
%M2	0,415	-1,595	-0,316
%M3	-1,441	0,733	1,061
0MM	0,515	1,059	0,535
MM	-0,952	-1,968	-0,993
DES	1,370	0,902	0,535
0DE	-0,585	-0,387	-0,229
%L1	-0,541	-0,106	1,147
%L2	1,010	0,197	-2,130
TL	0,646	-0,521	0,087
0TL	-1,501	1,216	-0,203
RC	0,717	-1,024	0,449
0RC	-0,713	1,024	-0,449

Etude des individus

1ère colonne : coordonnée
2ème colonne : cosinus carré (qualité de la représentation)
3ème colonne : contribution relative à l'inertie expliquée par l'axe

	Axes principaux								
	Axe 1			Axe 2			Axe 3		
	Individus pris en compte dans l'analyse								
..1	0,074	0,004	0,1	-0,930	0,693	19,0	-0,343	0,094	3,2
..2	-0,990	0,549	12,8	0,018	0,000	0,0	-0,560	0,176	8,4
..3	-0,649	0,240	5,5	-0,039	0,001	0,0	-0,372	0,079	3,7
..4	-0,208	0,026	0,6	0,013	0,000	0,0	0,600	0,216	9,7
..5	-0,873	0,409	9,9	0,583	0,182	7,5	-0,597	0,191	9,6
..6	-0,555	0,218	4,0	0,465	0,153	4,7	0,506	0,181	6,9
..7	0,200	0,026	0,5	-1,048	0,716	24,1	0,067	0,003	0,1
..8	-0,701	0,354	6,4	0,503	0,182	5,6	0,200	0,029	1,1
..9	-0,588	0,277	4,5	-0,225	0,041	1,1	-0,148	0,018	0,6
.10	-0,219	0,035	0,6	-0,575	0,243	7,3	-0,563	0,234	8,5
.11	0,047	0,001	0,0	0,228	0,034	1,1	0,331	0,071	3,0
.12	0,170	0,030	0,4	-0,556	0,323	6,8	0,492	0,253	6,5
.13	-0,381	0,097	1,9	-0,340	0,077	2,5	0,624	0,259	10,5
.14	0,444	0,174	2,6	0,197	0,034	0,9	0,066	0,004	0,1
.15	0,738	0,348	7,1	0,553	0,195	6,7	-0,572	0,209	8,8
.16	0,552	0,266	4,0	-0,106	0,010	0,2	0,457	0,182	5,6
.17	1,046	0,516	14,3	0,098	0,004	0,2	-0,090	0,004	0,2
.18	-0,022	0,000	0,0	0,577	0,230	7,3	0,507	0,177	6,9
.19	0,985	0,631	12,7	0,450	0,132	4,5	-0,128	0,011	0,4
.20	0,967	0,521	12,2	0,132	0,010	0,4	-0,476	0,126	6,1

Etude des variables

1ère colonne : coordonnée
2ème colonne : cosinus carré (qualité de la représentation)
3ème colonne : contribution relative à l'inertie expliquée par l'axe

	MD3	MD2	MD1		MYC	MY ?	OMY		CC3	CC2	CC1	Variables prises en compte dans l'analyse
Poids (%)	20	55	25		40	45	15		30	35	35	
Axe 1	-0,998	0,383	-0,041		-0,550	0,094	1,190		-1,175	-0,074	1,084	
	0,249	0,180	0,001		0,201	0,007	0,250		0,592	0,003	0,633	
	5,2	2,1	0,0	8,8	3,2	1,1	5,5	21,6	10,8	0,0	10,7	
Axe 2	0,417	-0,306	0,339		-0,156	0,329	-0,573		0,458	-0,961	0,568	
	0,043	0,114	0,038		0,016	0,089	0,058		0,090	0,497	0,174	
	1,5	2,3	1,3	4,7	0,4	2,1	2,2	21,9	2,8	14,2	5,0	
Axe 3	-0,696	-0,199	0,995		-0,741	0,787	-0,385		-0,377	0,402	-0,079	
	0,121	0,049	0,330		0,366	0,507	0,026		0,061	0,087	0,003	
	5,2	1,2	13,3	28,0	11,8	15,0	1,2	5,4	2,3	3,0	0,1	

Axes principaux

	DES		MM	0MM		%M3	%M2	%M1		%R3	%R2	%R1	
Poids (%)	30		35	65		30	40	30		45	25	30	
Axe 1	0,848		-0,589	0,319		-0,892	0,257	0,553		-0,077	1,347	-1,003	
	0,308		0,187	0,189		0,341	0,044	0,131		0,005	0,605	0,431	
	5,6	4,9	3,2	1,7	9,3	6,2	0,7	2,4	19,8	0,1	11,8	7,9	7,3
Axe 2	0,430		-0,938	0,505		0,350	-0,761	0,664		-0,486	0,599	0,230	
	0,079		0,474	0,474		0,052	0,386	0,189		0,193	0,119	0,023	
	2,4	20,8	13,5	7,3	17,6	1,6	10,2	5,8	9,3	4,7	3,9	0,7	5,1
Axe 3	0,231		-0,428	0,230		0,457	-0,136	-0,276		0,411	-0,558	-0,152	
	0,023		0,099	0,099		0,090	0,012	0,033		0,138	0,104	0,010	
	0,9	5,3	5,3	1,9	5,0	3,4	0,4	1,2	8,6	4,1	4,2	0,4	19,7

Axes principaux

	CAS		ORC	RC		OTL	TL		%L2	%L1		ODE	
Poids (%)			50	50		30	70		35	65		70	
Axe 1	-0,488		-0,442	0,444		-0,929	0,400		0,625	-0,335		-0,362	
	0,556		0,195	0,197		0,370	0,373		0,210	0,208		0,306	
		5,1	2,5	2,6	9,7	6,8	2,9	5,5	3,6	1,9	8,0	2,4	
Axe 2	-0,255		0,488	-0,488		0,580	-0,249		0,094	-0,051		-0,185	
	0,152		0,238	0,238		0,144	0,144		0,005	0,005		0,079	
		10,5	5,2	5,2	6,3	4,4	1,9	0,2	0,1	0,1	3,5	1,0	
Axe 3	0,050		-0,194	0,194		-0,087	0,037		-0,918	0,494		-0,099	
	0,006		0,037	0,037		0,003	0,003		0,454	0,454		0,023	
		2,0	1,0	1,0	0,2	0,1	0,1	24,4	15,9	8,5	1,2	0,4	

Colonnes : CAS, ORC, RC, OTL, TL, %L2, %L1, ODE — ligne « Poids (%) ».
CAS : Variables supplémentaires. Axe 1 / Axe 2 / Axe 3 : Axes principaux.

	Axe 1		Axe 2		Axe 3	
Poids (%) / **Axes principaux**						
TEM	1,148	0,565	0,595	0,152	-0,117	0,006
AMY	-0,165	0,018	-0,463	0,143	0,067	0,003
0AM	0,115	0,020	0,308	0,142	-0,045	0,003
NP	0,227	0,096	-0,020	0,001	0,023	0,000
0NP	-0,414	0,092	0,036	0,001	0,023	0,000
QO1	0,408	0,090	0,117	0,007	0,219	0,026
QO2	-0,074	0,003	-0,255	0,035	-0,035	0,001
QO3	-0,380	0,062	0,161	0,011	-0,214	0,020
0MC	0,161	0,078	0,141	0,060	-0,101	0,030
MC	-0,471	0,074	-0,424	0,060	0,302	0,030
TG	0,389	0,185	0,075	0,007	0,085	0,009
OTG	-0,469	0,180	-0,092	0,007	-0,104	0,009

Graphiques : Projection des individus et des modalités des variables.

Graphe 1 : Axe horizontal : 1   Axe vertical : 2

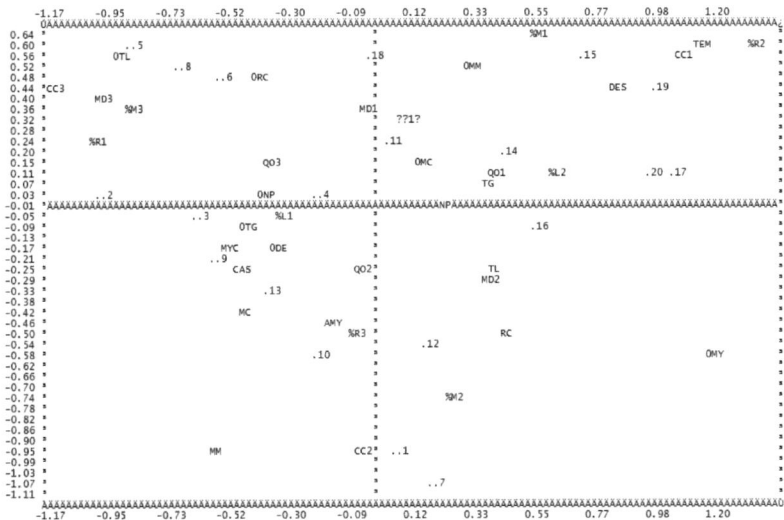

Points vus	Points cachés	Abscisse	Ordonnée
?1	MY?	0,094	0,329
?1	0AM	0,115	0,308

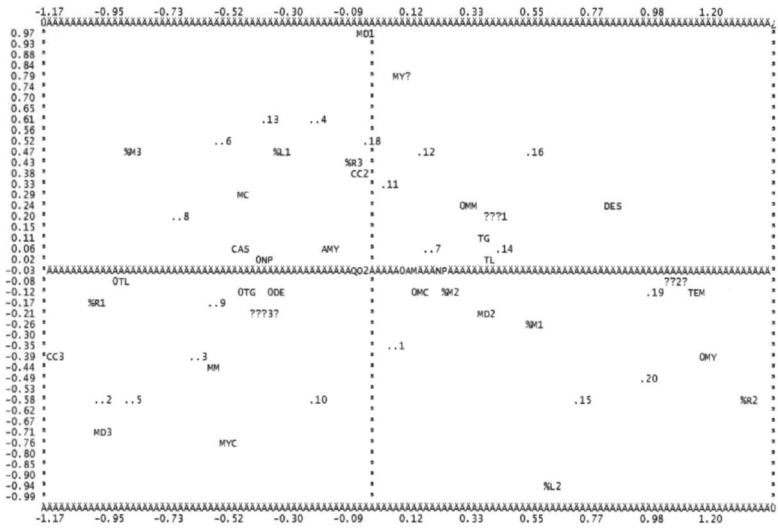

Graphe 2 :   Axe horizontal : 1   Axe vertical : 3

Points vus	Points cachés	Abscisse	Ordonnée
?1	QO1	0,408	0,219
?1	RC	0,444	0,194
?2	.17	1,046	-0,090
?2	CC1	1,084	-0,079
?3	0RC	-0,442	-0,194
?3	QO3	-0,380	-0,214

Graphe 3 :   Axe horizontal : 2   Axe vertical : 3

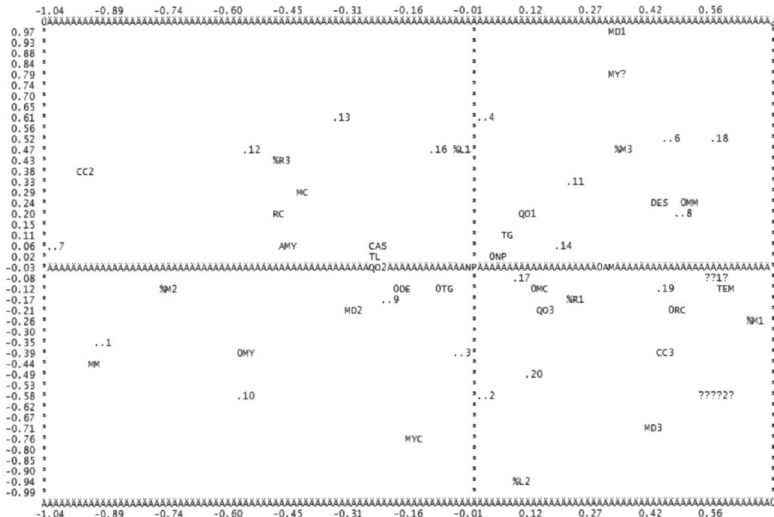

Points vus	Points cachés	Abscisse	Ordonnée
?1	CC1	0,568	-0,079
?1	0TL	0,580	-0,087
?2	.15	0,553	-0,572
?2	..5	0,583	-0,597
?2	%R2	0,599	-0,558

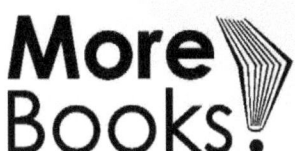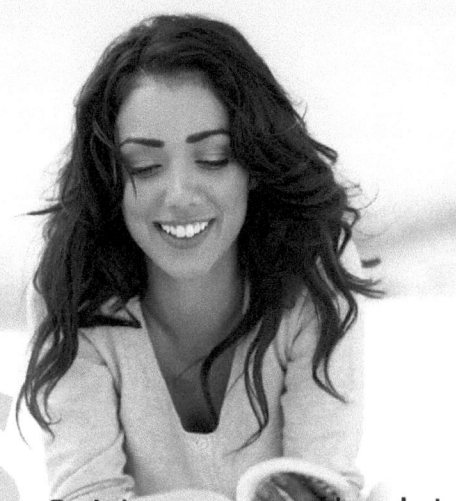 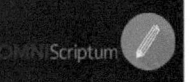

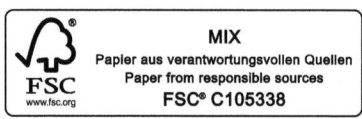
Printed by Books on Demand GmbH, Norderstedt / Germany